Anja Hecht
Hashimoto Fibel

Anja Hecht

Hashimoto Fibel

Zwischen Ignoranz und Modeerscheinung

Copyright © 2019 Anja Hecht

Karikaturen:	Jannine Wilhelm
Ilustration Cover:	Knut Junker — Kumi
Coverdesign:	Verena Peters — vep design
Korrektorat:	My. im Auftrag von Kia Kahawa
Buchsatz:	Kia Kahawa

ISBN: 978-3-00-067740-3
Dieses Buch ist auch als E-Book erhältlich.

Der Text ersetzt keinesfalls die fachliche Beratung durch einen Arzt oder Apotheker und er darf nicht als Grundlage zur eigenständigen Diagnose und Beginn, Änderung oder Beendigung einer Behandlung von Krankheiten verwendet werden. Konsultiere bei gesundheitlichen Fragen oder Beschwerden immer den Arzt deines Vertrauens!

Bibliografische Information der Deutschen Nationalbibliothek:
Die Deutsche Nationalbibliothek verzeichnet diese Publikation in der Deutschen Nationalbibliografie; detaillierte bibliografische Daten sind im Internet über http://dnb.dnb.de abrufbar.

Weitere Informationen zu mir sowie Kontaktmöglich-
keiten findest du auf meiner Webseite unter

www.hashimotobalance.de

oder auf Instagram unter

@hashimotobalance

oder bei Facebook unter

facebook.com/groups/balance.trotz.hashimoto

Für Fragen und Anregungen:

service@hashimotobalance.de

Inhalt

Der Abend hätte so entspannt sein können.

Ulrike hat einen anstrengenden, aber guten Tag hinter sich. Kurz bevor sie sich im Wohnzimmer auf die Couch lümmeln will, um endlich zu entspannen, spürt sie, wie sie aus heiterem Himmel ein Schwindelgefühl überkommt. Im nächsten Augenblick erscheint ihr die Welt vollkommen unwirklich – die Lippen beginnen zu kribbeln, dann auch Arme und Beine. Die junge Frau hat das Gefühl, gleich ohnmächtig zu werden – sie hat das Gefühl, keine Luft mehr zu bekommen und gerät in Panik.

Das Herz wummert wie verrückt in ihrer Brust, mit Not rettet sie sich aufs Sofa und streckt sich aus. Sie ist vollkommen verunsichert darüber, was da gerade mit ihr passiert – von Schweißausbrüchen geplagt, die Panik in den Adern.

Mühsam kann sie sich zur Ruhe bringen, obwohl sie völlig verunsichert ist. Immer wieder fragt sie sich, ob das körperlich ist oder ob ihr die Psyche einen Streich spielt.

Kennst du diese oder ähnliche Situationen – oder die lähmende Müdigkeit, die es einem nicht mehr ermöglicht, auch noch ein Leben nach Feierabend zu haben?

Genau aus diesem Grund habe ich dieses Buch geschrieben.

Vorwort

Menschen mit Hashimoto sind nicht nur in einem absoluten Zwiespalt, weil sie selbst nicht wissen, was mit ihnen los ist – vielmehr ist auch das Umfeld daran mitbeteiligt, dass sie immer unsicherer werden.

Die Aussage: „Ach, du hast nur Hashimoto" habe ich oft genug gehört und mich oft gefragt, wenn das „nur" ist, was ist dann richtig dolle? Oder dieser Blick mit einem beiläufigen Satz: „Ah, du hast jetzt auch diese Modeerscheinung." Das können nur Menschen sagen, die diese Symptome noch nie durchlaufen haben und nicht im Entferntesten wissen, wie macht- und hilflos man sich im eigenen Körper fühlt, wenn plötzlich aus dem Nichts solche Symptome auftauchen. In meiner schlimmsten Phase habe ich mich so oft gefragt, was ich denn verkehrt mache, dass es gerade bei mir so schlimm ist. Heute weiß ich, da gibt es so viele Frauen, Männer und Kinder, die sich mit eben denselben Symptomen rumschlagen und keinen Ausweg kennen. Für diese Menschen ist mein Buch – genau für dich, wenn du endlich wieder unbeschwert leben und deinen Weg rausfinden möchtest. Heute blicke ich zurück auf unsere Ende 2017 gestartete Weltreise und bin voller Vertrauen und Sicherheit, dass mich gesundheitlich nichts mehr umwerfen kann – dass es mir immer gut gehen wird, weil ich genau weiß, was ich brauche und was für mich wichtig ist. Heute habe ich bereits mit einigen Klienten gearbeitet und viel recherchiert. Ich fühle mich wohl, bin entspannt und so glücklich und nichts deutet darauf hin, dass es irgendwann einmal anders war.

Aber es war anders – noch vor einigen Jahren überrollte mich Hashimoto massiv. Rückblickend weiß ich, dass meine Müdigkeit nicht normal war – auch nicht meine Stimmungsschwankungen, die ständigen Rückenschmerzen etc. Ich hatte mich nur schon so daran gewöhnt. Zum einen sagt dir jeder, dass es normal ist, zum anderen hatte ich mich über all die Jahre tatsächlich auch an diese Symptome irgendwie gewöhnt. Ich ging davon aus, dass sich andere Menschen wahrscheinlich ebenso fühlten, auch wenn ich tagtäglich große Mühe hatte, mit meiner Umwelt Schritt zu halten. Und dann waren da plötzlich Panikattacken. ein Gefühl, das ich vorher noch nie so wahrgenommen hatte. Von einem Tag auf den anderen war ich praktisch nicht mehr ich selbst, fühlte mich, als stehe ich die meiste Zeit neben mir. Sogar das Versorgen meiner drei Kinder fiel mir tageweise unendlich schwer.

Und so fand ich mich Tage später im Sprechzimmer meiner Ärztin wieder, diese entließ mich mit der Diagnose Hashimoto. Da stand ich nun und wusste nichts, absolut gar nichts damit anzufangen. Ich wusste nur, so sollte sich Leben für mich nicht anfühlen, das war so nicht richtig – schon gar nicht als junge Frau.

Ich begann zu recherchieren, las unglaublich viel zu diesem Thema, doch soviel ich auch las, ich kam nie richtig weiter. Im Gegenteil! Besonders nach Recherchen im Netz und in Selbsthilfegruppen hatte ich noch weitaus mehr Angst als vorher.

Nach mehreren unterschiedlichen Arztterminen war klar, dass ich außer Schilddrüsenmedikamenten auch keine weitere richtige Hilfe erhalten würde.

Und das, obwohl ich so sehr auf die Schilddrüsenmedikamente gehofft hatte, die ja alles wieder gut machen sollten. Aber es tat sich nichts, es trat keine Besserung ein und so manches Mal fühlte ich mich nach der Einnahme der Schilddrüsenmedikamente schlechter als vorher. Und hier begann mein Weg, für mich und meine Gesundheit einzustehen.

Wie dieses Buch entstand

Wie ich darauf gekommen bin, ist relativ rasch erklärt. Meinen Start mit Hashimoto kennst du ja nun. Und da, wo viele aufhören ihren Weg zu gehen, begann mein Weg. Über all die Jahre recherchierte ich unglaublich viel, machte unendlich viele Ausbildungen – nur, um irgendwie weiterzukommen. Bereits im ersten Jahr hatte ich so einiges an Symptomen hinter mir gelassen. Ich wusste meist deutlich mehr als die Ärzte mir zu erzählen hatten und erkannte unglaublich viele Zusammenhänge. Diese machten mir klar, dass meine Symptome nicht willkürlich kamen, sondern durch verschiedene Faktoren in meinem Leben ausgelöst wurden.

Mit jedem weiteren Wissensbaustein und jedem weiteren Umsetzen – was auch viel Ausprobieren bedeutete – ging es mir Stück für Stück besser. Hier möchte ich einen kleinen Zeitraffer verwenden, weil ich weiß, dass du evtl. eine ähnliche Geschichte hast bzw. hattest.

Nach ca. einem Jahr ging es mir so gut, dass die Ärzte mir schlussendlich bestätigten, dass meine Antikörper unter dem Grenzwert für Hashimoto lagen und auch meine Blutwerte sehr, sehr gut waren. Zur Anmerkung: Ich hatte meine Schilddrüsenhormone durch mein erlangtes Wissen in meinen Aus- und Weiterbildungen im Alleingang Stück für Stück reduziert und immer parallel mit Naturheilkunde gegengesteuert.

**Dies würde ich jedoch jedem nur in
Begleitung empfehlen!**

Ich hatte es also geschafft, es ging mir wirklich gut. Genau das, wovon mir jeder sagte, dass es nicht passieren würde, war bei mir also geschehen. Ich war und bin tatsächlich symptomfrei!

Im Rahmen meines Prozesses hatte ich unglaublich viel gelernt und dabei eine ganze Menge an Wissen erworben. Anfangs beriet ich Frauen aus dem Freundes- und Bekanntenkreis mit sehr großem Erfolg. Inzwischen arbeite ich seit einigen Jahren als internationaler Gesundheitscoach auf den Gebieten Schilddrüse, Nebennieren und Hormonsystem. Ich habe so viele Frauen mit großartigen Ergebnissen betreut. Da die meisten dieser Frauen mich fragten, ob ich nicht auch mal ein Buch zu diesem Thema schreiben möchte, sitze ich nun hier und schreibe mit Freude und Eifer an diesem Buch.

Dies wird kein normaler Ratgeber, sondern eine Art Workbook, denn ich möchte, dass du wirklich damit arbeiten kannst und damit dein jetziges Leben mit Hashimoto um ein Vielfaches verbesserst.

Ich bin der Meinung, dass es genug medizinische und beratende Bücher zu diesem Thema gibt, meine Priorität ist aber die tatsächliche Umsetzung, ohne deine jetzige Lebensweise komplett auf den Kopf zu stellen.

Es ist mein absolutes Steckenpferd, dir zu zeigen, wie du es schaffen kannst! Das ist meine Passion. Ich lebe dafür aufzuzeigen, dass es einen anderen Weg gibt, dass du niemals aufgeben solltest und dass es auch für dich die richtige Therapie gibt.

An dieser Stelle – und zur Motivation – möchte ich dich darauf hinweisen, dass der Weg für dich an dieser Stelle beginnt, und dass auch für dich eine große Besserung möglich ist, wenn du Stück für Stück die im Buch enthaltenen Informationen umsetzt.

Der wichtigste Schritt
für Dich!

Der wichtigste Punkt für dich ist, erst einmal zu erkennen, dass du eine chronische Erkrankung hast.

Ja, du bist chronisch krank – das heißt lange andauernd, schleichend, immer im Hintergrund. Nun das Wichtigste: Das bedeutet, dass du immer (!!) auf dich schauen musst. Auch oder gerade wenn es dir wieder besser geht – denn neben dem jetzigen Behandeln ist dein zweiter Schritt das Halten des gesunden Zustandes.

Du hast eine Autoimmunerkrankung.

Weitere dieser Art sind z. B.: Rheuma, Diabetes Typ 1, Morbus Crohn, Lupus usw.

Viele dieser Erkrankungen werden in der Schulmedizin sehr ernst genommen. Leider ist es so, dass Hashimoto ein bisschen ins Hintertreffen geraten ist. Aber der wichtigste Faktor ist, dass du erkennst, dass du eine chronische Erkrankung hast. Diese ist aber ebenso eine Störung des Immunsystems.

Wenn du wüsstest, du hast Diabetes oder Rheuma, würdest du niemals leichtfertig damit umgehen. Bei Hashimoto tut man dies oftmals schon – unbewusst, unwissend. Es wird einem doch so suggeriert. Also werde dir im ersten Schritt klar – es ist eine Erkrankung, bei der du dich immer auch gut im Blick behalten musst.

Was ist Hashimoto überhaupt?

Hashimoto ist eine Erkrankung des Immunsystems. In Fachkreisen wird Hashimoto sehr oft als Erkrankung der Schilddrüse „verkauft". Aber der Zerstörungsprozess der Schilddrüse ist nur Ausdruck der dahinterstehenden Erkrankung – es ist also praktisch das Symptom, wie z. B. die Müdigkeit, die Stimmungsschwankungen, die Gewichtszunahme etc.

Der eigentliche Hintergrund von Hashimoto ist ein nicht ausbalanciertes Immunsystem. Wenn du dir eine Waage vorstellst, dann sollten im Idealfall beide Seiten ausgeglichen sein, dies ist bei Hashimoto nicht der Fall.

Es gibt eine TH1-Seite und eine TH2-Seite. Kommt es zu Entgleisungen des Immunsystems z. B. durch starken Stress, Schwangerschaft, Wechseljahre usw., dann wird eine dieser beiden Seiten dominant und es herrscht kein Gleichgewicht mehr.

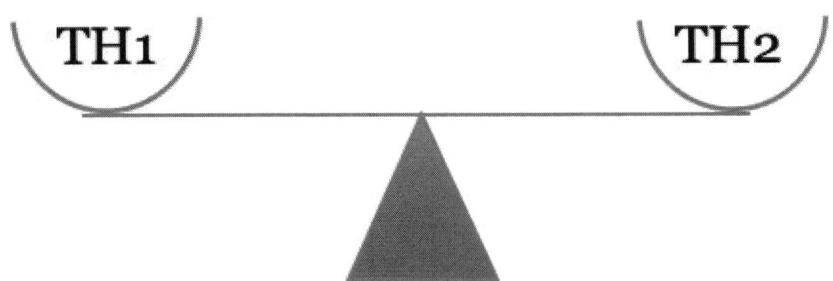

TH1

Das ist die entzündliche Seite – sie hängt mit allen entzündlichen Erkrankungen zusammen – wie z. B. Hashimoto, aber auch mit vielen anderen Autoimmunerkrankungen. Da Hashimoto selten allein kommt, sondern irgendwann mit weiteren Autoimmunerkrankungen einhergeht, wirst du verstehen, wie wichtig es ist, dein Immunsystem auszugleichen.

TH2

Das ist die antientzündliche Seite – diese Dominanz findet man z. B. bei Asthma, Allergien, Heuschnupfen, Nahrungsmittelunverträglichkeiten und noch einigem mehr.

Hashimoto wird nun ausgelöst durch ein Zuviel an TH1-Zellen und ein Zuwenig an TH2-Zellen.

Dies hört sich erst einmal sehr schwierig an – wenn du dir jedoch vorstellst, dass beide Seiten sich ergänzen und nur ein ausgeglichenes Immunsystem den „normalen" Weg mit Krankheiten geht, dann wird dir klar, dass dein Körper nicht mehr „normal" reagiert. Es ist also nicht so, dass dein Körper willkürlich deine Schilddrüse zerstört, sondern es ist dem Ungleichgewicht des Immunsystems geschuldet. Viele Menschen bekommen Angst, weil sie nicht verstehen, warum der Körper sich plötzlich selber zerstört. Das tut er auch nicht einfach so, sondern durch die Dysbalance der Immunantwort.

Dein Ziel ist es also, hier wieder eine Balance zwischen beiden Ungleichgewichten herzustellen, dann funktioniert auch dein Immunsystem wieder und es kommt nicht zu überschießenden Reaktionen. Bei einem gesunden Menschen, mit gesundem Immunsystem, wird die Balance schnell wiederhergestellt. Sobald jedoch eine Erkrankung wie Hashimoto hinzukommt, stellt der Körper dieses Gleichgewicht nicht mehr her und ist auf Hilfe von außen angewiesen. Oft passiert dies zum Beispiel auch nach einer Schwangerschaft.

Aufgrund des zu Entzündung neigenden Immunsystems kommt es dann zur Entzündung der Schilddrüse. Da das Immunsystem zu überschießenden Reaktionen neigt, z. B. wenn du Stress hast, kommt es oft zu einem schubhaften Verlauf bei Hashimoto.

Du solltest aber wissen, dass es keinen festgeschriebenen Verlauf bei Hashimoto gibt. Es gibt Fälle, wo sich die Schilddrüse komplett zerstört, aber auch folgenlos ausgeheiltes Hashimoto. Hier ist natürlich auch zu berücksichtigen, dass dein Immunsystem auch auf äußere Faktoren reagiert – z. B. Impfungen, Tattoos, Operationen etc.

Dein Immunsystem reagiert immer – und wenn dein Immunsystem reagiert, zeigt sich dies zum Beispiel als Entzündung der Schilddrüse.

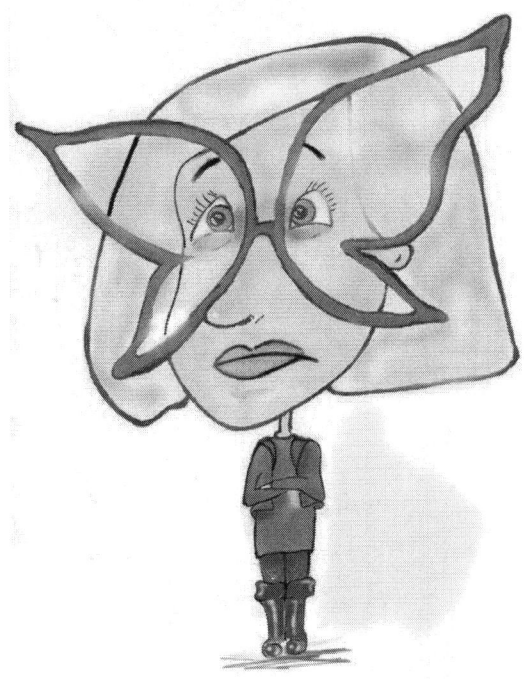

Es gibt kein einheitliches Bild von Hashimoto

Hashimoto ist also viel mehr als die Schilddrüsenerkrankung oder die Modeerkrankung. Auch die Symptome jedes Betroffenen sind unterschiedlich. Die meisten Leute haben Hashimoto und dadurch ausgelöst eine Unterfunktion. Da Hashimoto in Schüben verläuft, kommt es dann zu Symptomen im Schubverlauf. Das bedeutet, dass du eine Woche denkst, es sei alles super, doch in der nächsten Woche geht es dir wieder sehr schlecht. Oder du denkst eine Zeit lang „super, es geht bergauf" und dann kommt wieder das Loch.

Es kann sein, dass du erhöhte Antikörper hast, aber es kann genauso gut sein, dass du keine erhöhten Antikörper hast, das nennt sich dann seronegatives Hashimoto. Dieses Hin und Her ist natürlich extrem verwirrend. Es kann dir passieren, dass der eine Arzt sagt, du hast Hashimoto und ein anderer sagt dir wieder, du hast kein Hashimoto.

Hier mal Faktoren, an denen du sehr gut erkennen kannst, ob du Hashimoto hast

- Deine Schilddrüse ist kleiner als normal (15-18 ml bei Frauen).
- Du hast erhöhte Antikörperwerte (TPO-AK oder auch MAK über 34).
- Man sieht im Ultraschall die Entzündung.
- Du hast knotiges Gewebe (kalte oder heiße Knoten).

Trifft nur eines hiervon zu, kannst du davon ausgehen, dass du Hashimoto hast.

Es gibt keinen einheitlichen Verlauf bei Hashimoto

Es gibt Betroffene, die bekommen nicht mit, wenn Hashimoto ausbricht und erfahren nur durch einen Zufallsbefund überhaupt von Hashimoto. Andere werden auf Hashimoto durch extreme Unruhe, Panik oder auch Gewichtsveränderungen aufmerksam. Wieder andere sind über Jahre latent müde und kommen irgendwann selbst auf die Diagnose Hashimoto. Es gibt auch kein festgeschriebenes „Ende". Viele Menschen gehen davon aus, dass am Ende von Hashimoto die Schilddrüse komplett zerstört ist.

Mal abgesehen davon, dass du mit Sicherheit einen Stillstand erreichst, wenn du ab heute beginnst, konkrete Sachen umzusetzen, so zerstört sich die Schilddrüse nicht in allen Fällen von Hashimoto. Hier gibt es ein breites Bild – von einer vergrößerten Schilddrüse, über eine normal große Schilddrüse und einer Zerstörung der Schilddrüse, ist alles dabei.

Eine Zerstörung der Schilddrüse ist ein relativ häufiges Bild. Aber du musst nicht verzweifeln, denn in vielen Fällen stoppt die Zerstörung und auch eine Regeneration ist möglich.

Eine vergrößerte Schilddrüse spricht für Mangelzustände.

Deiner Schilddrüse mangelt es in den meisten Fällen an Vitaminen oder Mineralstoffen. Sie vergrößert sich vom Volumen her, um die Aufnahmekapazität zu erhöhen, um von dem mangelnden Stoff mehr aufnehmen zu können. Eine normal große Schilddrüse mit Hashimoto macht sich meist „nur" durch erhöhte Antikörperwerte, oder aber auch durch „schlechte" Schilddrüsenwerte bemerkbar. Häufig fehlt bei einer vergrößerten Schilddrüse Jod oder Mangan.

Mehr erfährst du im Kapitel „Jodsensitivität".

Bestandsaufnahme

Nichts funktioniert ohne eine gute Bestandsaufnahme.

Solange du nicht weißt, was aktuell dein Problem ist, kannst du es nicht wirklich gut angehen. Da der Kopf unglaublich intelligent ist, gewöhnen sich viele Betroffene an den Zustand. Die Betroffenen gewöhnen sich an die Symptome – nehmen sie gar nicht mehr wahr – und die Veränderungen in ihrem Körper werden nicht weiter hinterfragt. So kommt es, dass Symptome gar nicht mit Hashimoto in Zusammenhang gebracht werden. Nicht jedes Symptom kommt von Hashimoto, ABER jedes Symptom verschlechtert sich durch Hashimoto bzw. verbessert sich, umso mehr man die Autoimmunerkrankung im Griff hat.

Also kommen wir zur Bestandsaufnahme: Lies dir bitte dieses Kapitel „Bestandsaufnahme" zuerst durch. Anschließend hol dir bitte die zugehörigen Arbeitsblätter über den Downloadlink, den du ganz hinten im Buch findest und fülle diese aus.

Diese nutzen wir zum einen, um durch diese Bestandsaufnahme eine wirkliche Ist-Situation der jetzigen Symptome zu haben, zum anderen um die Veränderung zu sehen. Und es wird sich vieles zum Positiven verändern, wenn du dieses Workbook in Ruhe durcharbeitest.

An dieser Stelle sei noch einmal gesagt, dass es nicht um Schnelligkeit geht. Hashimoto kam meist als längerer Prozess und es braucht Geduld mit deinem Körper, um die besten Ergebnisse zu erzielen. Vielmehr soll dich dieses Buch durch den Prozess begleiten und dir die Möglichkeit geben, immer wieder einmal nachzuschlagen.

Ich würde dir empfehlen, langsam zu lesen und das Buch zwischendrin wegzulegen und Gelesenes umzusetzen, um dann nach einer Pause entsprechend weiter mit dem Buch zu arbeiten. Es soll tatsächlich eine Art „Fibel" sein – ein Nachschlagewerk, wenn du dir unsicher bist und nicht mehr weißt, wo du ansetzen kannst.

Lass uns einmal die wichtigsten Symptome durchgehen.

1. Symptome

Also, welche Symptome treffen aktuell auf dich zu?

Bitte nutze dazu das Arbeitsblatt „Symptome", welches du unter dem Link im Kapitel „Fibelmaterial" am Ende des Buches findest.

2. Schilddrüsenwerte

Wenn wir über die Bestandsaufnahme sprechen, müssen wir auch die Schilddrüsenwerte hinzunehmen. Es ist wichtig, dass du für den Start einmal aktuelle Schilddrüsenhormonwerte hast. Im Idealfall hast du auch Leberwerte, Blutfettwerte und den Glucosewert – so kannst du die Bestandsaufnahme viel besser angehen. Die Werte bekommst du in aller Regel bei deinem Hausarzt (meist kostenpflichtig). Sollte dieser nicht bereit sein, sie dir abzunehmen, kannst du diese Werte auch in einem freien Labor einholen (diese sind dann kostenpflichtig).

Alternativ kannst du auch ein Testset direkt von unserem ausgewählten Partner (auch kosten-pflichtig, jedoch viel entspannter, zeit- und stresssparender) nach Hause bestellen und die Proben dann selbst einsenden.

Den Link zur Bestellung, inkl. Vorteilsrabatt, findest du im Kapitel „Fibelmaterial" am Ende des Buches.

Das heißt, wir brauchen folgende Werte:

– TSH, fT3, fT4, TPO-AK	(Schilddrüsenwerte)
– GOT, GPT, GGT	(Leberwerte)
– HDL, LDL, Cholesterin	(Blutfettwerte)
– Glucose und HbA1c	(Blutzuckerwerte)

Was die genauen Werte bedeuten, gehen wir in einem späteren Kapitel durch.

3. Deine Timeline

Zum dritten Punkt der Bestandsaufnahme gehört deine Timeline! Diese Fragen sind wichtige Indikatoren, um mögliche Trigger ausfindig zu machen.

Trigger sind Faktoren, die Auslöser für deine Hashimoto-Erkrankung waren, aber auch Auslöser eines Schubs sind.

Schaffst du es herauszufiltern, was deine Trigger sind, so kannst du relativ leicht zukünftige Schübe vermeiden.

Also beantworte dir mal ganz ehrlich diese beiden Fragen auf dem Arbeitsblatt.

1. Wann ging es dir das letzte Mal richtig gut – mental und seelisch?
2. Wann ging es dir das letzte Mal richtig schlecht? Was passierte vorher?

Bitte nutze dazu das Arbeitsblatt „Symptome", welches du unter dem Link im Kapitel „Fibelmaterial" am Ende des Buches findest.

Diese beiden Fragen sind wichtig, weil sie dir Aufschluss über deine Trigger geben. Trigger sind Punkte in deinem Leben, die die Entstehung von Schüben bei Hashimoto fördern bzw. eine Verschlimmerung der Symptomatik fördern. Diese sind sehr individuell und können von Mensch zu Mensch sehr, sehr unterschiedlich sein.

4. Mögliche Trigger

Hormonelle Umschwünge
wie Schwangerschaft,
Stillzeit,
Wechseljahre,
Pubertät.

Körperlicher Stress
wie Infekte,
Operationen,
Zahnbehandlungen,
Schlafstörungen,
Unfälle.

Medikamente
wie Antidepressiva,
Antibiotika,
Cortison,
Impfungen,
Antibabypille,
Hormonspirale.

Emotionaler Stress
wie Traumata,
Druck,
Scheidung,
Verlust,
Konflikte.

Ernährung
wie Zucker,
Koffein,
Alkohol,
Unverträglichkeiten.

Mach also diese Aufgabe auf jeden Fall sehr gewissenhaft. Und sei ganz ehrlich mit dir, denn du willst rausfinden, warum es dir aktuell nicht optimal geht. Wenn also z. B. Rauchen, Süßes oder bestimmte Traumata deine Trigger sind, dann schreibe sie unbedingt in dein Arbeitsblatt „Trigger".

Bitte nutze dazu das Arbeitsblatt „Trigger", welches du unter dem Link im Kapitel „Fibelmaterial" am Ende des Buches findest.

Unter- oder Überfunktion – oder doch ein Schub?

Um die Bestandsaufnahme komplett zu machen, solltest du wissen, ob du dich aktuell in der Über- oder in der Unterfunktion befindest. Oder vielleicht sogar auch gerade mitten in einem Schub.

Die meisten Betroffenen wissen gar nicht, was momentan in ihrem Körper los ist und es ist ihnen auch nicht möglich, das wirklich gut einschätzen zu können. Um es dir leichter zu machen, gibt es hier eine Übersicht, so kannst du ziemlich sicher sagen, ob du dich in einer Über- oder Unterfunktion befindest.

Symptome in der Überfunktion

Dazu sei gesagt – meist hast du Überfunktionssymptome, wenn Hashimoto erstmalig auftritt. Viele Frauen sind mit Panikattacken gestartet oder mit Ängsten. Nach dem Abflauen dieser Symptome und der akuten Entzündung kommt es dann zur akuten Unter-funktion mit Antriebslosig-keit, Stimmungsschwankungen, Müdigkeit etc. (typisch für die Überfunktion ist eine gereizte Grundstimmung, Einschlaf-schwierigkeiten, aber auch Druck auf der Schild-drüse oder ein heißes Gesicht).

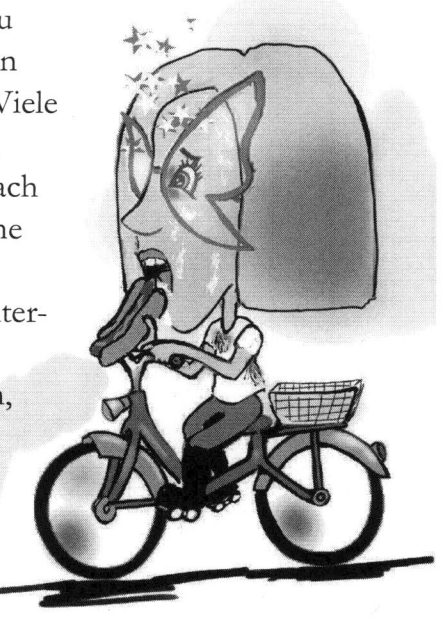

Du findest im Arbeitsblatt „Symptome-ÜF" eine Über-sicht von Symptomen in der Überfunktion (bitte zähle durch, wie viele der Symptome aktuell auf dich zutreffen und vergib je 1 Punkt dafür).

Bitte nutze dazu das Arbeitsblatt „Symptome-ÜF", welches du unter dem Link im Kapitel „Fibel-material" am Ende des Buches findest.

Symptome in der Unterfunktion

Im Gegensatz dazu findest du im Arbeitsblatt „Symptome-UF" eine Übersicht von Symptomen in der Unterfunktion (bitte zähle durch, wie viele der Symptome aktuell auf dich zutreffen und vergib je 1 Punkt dafür):

> Bitte nutze dazu das Arbeitsblatt „Symptome-UF"
> welches du unter dem Link im Kapitel „Fibel-
> material" am Ende des Buches findest.

Je nachdem, wo du die höhere Punktzahl hast, liegt aktuell deine Einstellung. Z. B. höhere Punktzahl bei Unterfunktion – du bist aktuell in der Unterfunktion. Sollten beide Punktzahlen in etwa gleich sein, solltest du unter dem Punkt Schilddrüseneinstellung weiterlesen, da du davon ausgehen kannst, eine Umwandlungsschwäche zu haben. Bei einer Umwandlungsschwäche ist meist dein fT3-Wert sehr schlecht, wobei dein fT4-Wert an der Grenze zur Überfunktion ist. So kommt es zustande, dass du sowohl Unter- als auch Überfunktionssymptome hast.

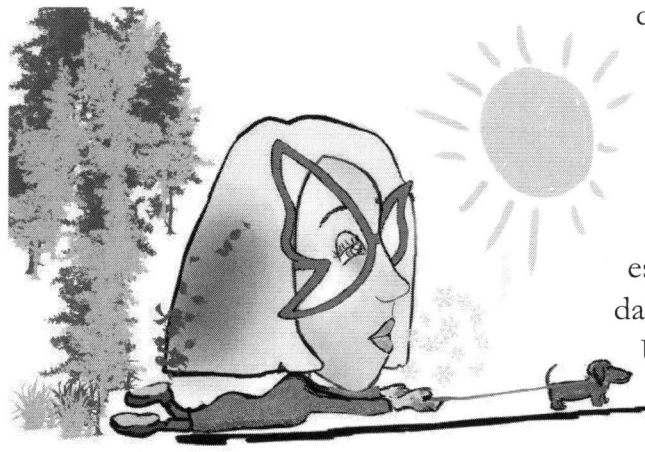

Woran erkenne ich einen Schub?

Zuerst einmal solltest du wissen, dass Hashimoto in Schüben verläuft – dies ist vielen oftmals nicht klar. Schübe erkennt man am ehesten am intervallartigen Auftreten von Symptomen. Es gibt immer wieder relativ gute Phasen bei dir und darauf folgen dann wieder schlechte Phasen. Im akuten Schub hat man häufig Symptome der Überfunktion.

Wie kann man nun unterscheiden, ob es sich um einen Schub handelt oder um eine Überfunktion?

Ein Schub ist bei vielen gepaart mit einer Art Grippe- oder Krankheitsgefühl, welches häufig mit einem „heißen Kopf oder Gesicht" einhergeht, aber auch starken Muskelschmerzen, die von einem auf den anderen Tag kommen. Eine leicht erhöhte Temperatur kann ebenfalls Hinweis auf einen Schub geben.

Da der Krankheitsschub bei Hashimoto sich durch starke Entzündungssymptome auszeichnet, kommt es auch zu typischen Entzündungssymptomen wie z. B. einem heißen Gesicht, Schmerzen oder Schluckbeschwerden. Auch Entzündungen der Schleimhäute können ein Signal für einen Schub sein.

Schübe erkennst du am ehesten, wenn du deinen Körper kennen und die Symptome unterscheiden lernst.

Typische Symptome eines Schubs zusammengefasst:
— starkes Krankheitsgefühl
— Muskel- oder Nervenschmerzen
— Erschöpfung
— Schluckbeschwerden
— Schmerzen an der Schilddrüse
— erhöhte Temperatur

Die Ursachen für Schübe sind vielfältig. So kann es sein, dass du im Rahmen deines Zyklus immer zu einem bestimmten Zeitpunkt, z. B. beim Start der Periode, mit einem Schub reagierst. Genauso gut kann es sein, dass du Gluten gegessen hast oder etwas anderes, worauf du eine Unverträglichkeit hast, und sich das in einem Schub zeigt. Schübe können unterschiedlich lange andauern.

Ist jemandem nicht bewusst, was seinen Schub ausgelöst hat, so kann das schon einmal über mehrere Wochen gehen. In der Regel dauert ein Schub jedoch einige Tage oder Wochen.

Du findest raus, was deine Schübe auslöst, wenn du deine Triggerliste noch einmal genau anschaust.

Jetzt atme erst einmal bewusst durch! Du hast dir in den letzten Kapiteln die Grundlage für deine Gesundheit erarbeitet. Auf dieser Grundlage beruht alles, was wir die nächsten Wochen machen werden! Also klopfe dir auf die Schulter und sei einfach mal stolz auf dich!

Körpertemperatur

Die Wohnung ist geheizt, aber deine Hände und Füße fühlen sich an wie Eisklumpen. Eigentlich hast du sowieso immer das Gefühl, dass die Durchblutung von Händen und Füßen bei dir nicht optimal läuft.

Kennst Du das vielleicht?

Wenn du einmal „kalt" geworden bist, ist es dir fast unmöglich, dich wieder aufzuwärmen, es sei denn, du steigst in die warme Badewanne.

Du hattest das letzte Mal Fieber als Kind und danach nie wieder wirklich hohe Temperaturen. Du bist, selbst wenn du richtig krank bist, nicht mal im 38er-Temperaturbereich.

All dies sind Warnzeichen, genau wie dauernde Kälte in deinem Körper.

Ein Problem mit der Regulation der Körpertemperatur, egal in welche Richtung, sollte man immer ernst nehmen.

Für ein optimales Funktionieren unserer Stoffwechselvorgänge ist eine „Betriebstemperatur" von **36,8 – 37 Grad** wichtig.

Diese Steuerung übernimmt eine Region im Gehirn – der sogenannte Hypothalamus in enger Zusammenarbeit mit unserer Schilddrüse und den Nebennieren. Der Hypothalamus spielt hierbei eine zentrale Rolle, weil er auch die Ausschüttung der Schilddrüsenhormone steuert.

Arbeiten diese drei Organe richtig zusammen, so wird das als gut eingespielter Stoffwechsel bezeichnet. Dies erkennst du nicht nur an deiner Temperatur – du erkennst es zum Beispiel auch an deinem Gewicht. Unsere ideale Körpertemperatur, die sich in einem sehr engen Schwankungsbereich von ca. 0,5 Grad nach oben und unten bewegt, wird bei Abweichungen hiervon über den Stoffwechsel bei Hitze durch Schwitzen und bei Kälte durch Frieren reguliert.

Frieren ist also definitiv ein Zeichen, dass diese Dreierkombi nicht richtig funktioniert. Dein Körper versucht gegenzusteuern – und dies ziemlich oft im Laufe des Tages.

Kennst du dieses innere Frieren ohne jeglichen Grund – quasi ein inneres Zittern?

Erste Hilfe sollte hier immer ein Magnesiumpräparat sein, denn es kann helfen, deine Temperatur zu erhöhen. Magnesiummangel führt zu Durchblutungsstörungen, die wiederum die Tendenz zum Frieren erhöhen. Also sollte dein erster Schritt eine ausreichende Magnesiumzufuhr sein.

Untertemperatur

Zuerst einmal müssen wir klären, was eine Untertemperatur überhaupt ist und wo sie beginnt. Von einer Untertemperatur können wir ausgehen, wenn die Basaltemperatur am Morgen gemessen länger als 3 Tage unter 36,8 liegt.

Die Ursachen für eine Untertemperatur können sehr unterschiedlich sein. So sind in einigen Fällen Schwermetalle, bestimmte Lebenssituationen (z. B. wenig Schlaf), aber auch organische Ursachen hierfür verantwortlich. Des Weiteren können z. B. einige Medikamente daran beteiligt sein, dass die Körpertemperatur absinkt.

Insbesondere kommen hier infrage:

— Cortison (auch Salben oder Asthmaspray)
— Diuretika (Entwässerungstabletten)
— Antibiotika
— Antidepressiva
— Schlaftabletten
— Hormone (auch Spirale oder Antibabypille)

Weitere Ursachen, die unsere Körpertemperatur sinken lassen, sind Genussmittel wie:

— Alkohol
— Nikotin (Tabakwaren, Zigaretten und E-Zigaretten)

Es handelt sich dabei um Giftstoffe, die unsere Mitochondrien lahmlegen können.

Mitochondrien sind vereinfacht erklärt die Kraftwerke unseres Körpers. Sie stellen fortlaufend Energie bereit, wenn diese benötigt wird. Diese Zellen im Körper sind zuständig für die ATP-Produktion. ATP ist praktisch unsere Lebensenergie, also ein Energiemolekül. Wenn Energie im Körper produziert wird, steigt unsere Körpertemperatur. Dies kennen wir, wenn wir Sport machen und ins Schwitzen kommen. ATP ist also ein Molekül, welches bei der Temperatur eine Rolle spielt. Ist nicht genug da, ist auch deine Körpertemperatur immer etwas niedriger. Im späteren Kapitel gehe ich näher darauf ein.

Die wichtigsten Organe, die sehr großen Einfluss auf unsere Körpertemperatur haben, sind die Schilddrüse und die Nebennieren. Ohne eine gut funktionierende bzw. eingestellte Schilddrüse können viele wichtige Stoffwechselvorgänge im Körper nicht ausgeführt werden. Da die Schilddrüse aber in engem Austausch mit unseren Nebennieren arbeitet, können wir uns nun auch gut vorstellen, warum auch die Nebennieren erkranken, wenn das gesamte System nicht richtig zusammenspielt. Insbesondere bei Hashimoto ist es sehr oft so, dass die Umwandlung der Schilddrüsenhormone nicht richtig funktioniert und so trotz Hormonen die Temperatur immer im unteren Bereich bleibt.

Ereignisse oder Lebensumstände, welche die Körpertemperatur ebenfalls beeinflussen sind unter anderem:

– Impfungen
– kalte Nahrungsmittel + Getränke
– viel Rohkost
– Lebensstress

- Bewegungsmangel
- Übergewicht
- Mineralmangel
- Vitamin-D-Mangel
- wenig Schlaf (z. B. mit Baby)
- Zyklusstörung
- Magnesiummangel

Diese können unseren Körper enorm ausbremsen und es so dem Stoffwechsel sehr schwer machen, die Körpertemperatur im idealen Bereich zu halten.

Zu hohe Temperatur

Wie kommt es zu einer hohen Körpertemperatur?

Hohe Körpertemperaturen kennen die meisten Menschen nur im Zusammenhang mit Fieber. Hierbei steigt die Temperatur über 37,5 und es sind meist Infekte, Viren oder Bakterien im Spiel.

Zu beachten ist hier, dass Menschen mit Schilddrüsenunterfunktion oder Hashimoto meist kein Fieber bekommen, sondern lediglich maximal eine erhöhte Temperatur. Das Gefühl ist aber dem Fieber gleich – man fühlt sich sehr schlecht und matt. Hier solltest du besonders aufpassen, weil auch schwerwiegende Krankheiten zu spät erkannt werden können.

Hat man aber beständig eine hohe Körpertemperatur ist meist eine Überaktivität der Schilddrüse schuld. Dies ist zum Beispiel bei Morbus Basedow der Fall, wo durch den stark erhöhten Stoffwechsel die Temperaturen gern dauerhaft über 37 Grad hochgehen.

Auch dies ist ein Zeichen eines starken Ungleichgewichtes im Dreiergespann – Hypophyse, Nebennieren und Schilddrüse.

Ein weiterer wichtiger Grund für eine erhöhte Körpertemperatur sind sogenannte stumme Viren. Hierbei gehe ich insbesondere auf chronisches EBV (Epstein-Barr-Virus) und Herpes, aber auch auf die Streptokokken-Bakterien ein. Da es hierbei oft zu einer hohen Belastung des Immunsystems kommt, ist der Körper quasi immer in „Aufruhr" und es kommt zu sehr hohen Temperaturen – entweder dauerhaft oder immer wieder in Schüben. Die Betroffenen fühlen sich dann auch so – sie sind erschöpft, haben wenig Energie, sind müde und haben das Gefühl innerer Unruhe.

Um die Liste komplett zu machen – ein weiterer
wichtiger Grund für eine hohe Körpertemperatur
ist ein hoher Cortisolspiegel.

Cortisol hebt die Körpertemperatur an und erhöht den Blutzucker. Ist man ständig unter Stress, steigt der Cortisolspiegel an und es kommt zu dauerhaft erhöhten Temperaturen, gepaart mit Unruhe und Rastlosigkeit. Da der Cortisolspiegel durch deine Nebennieren reguliert wird, ergibt sich hier auch die Wichtigkeit der Unterstützung deiner Nebennieren.

Wie ist meine Temperatur?

Soviel zur Theorie – aber dieses Buch soll dir nicht nur theoretisches Wissen vermitteln, sondern dich auch durch den Prozess durchgeleiten, deine Körpertemperatur selbst in den „normalen Bereich" zu bekommen.

Nichts funktioniert ohne eine gute Bestandsaufnahme. Solange du nicht weißt, was aktuell dein Problem ist, kannst du es nicht wirklich gut angehen. Wie bereits erwähnt ist das Gehirn unglaublich intelligent. Die Gewöhnung an die Symptome, aber auch das Nichtwahrnehmen dieser ist häufig ein Grund dafür, dass eben auch die Körpertemperatur nicht im Zusammenhang mit der Schilddrüse gesehen wird. Es gibt zwei Möglichkeiten der Temperaturmessung. Um für dich die beste Methode rauszufinden, erkläre ich hier beide.

Bitte nutze dazu das Arbeitsblatt „Temperatur", welches du unter dem Link im Kapitel „Fibelmaterial" am Ende des Buches findest.

Deine Aufgabe!

Bitte nimm dir die Zeit und miss deine Aufwachtemperatur! Dies ist für dich ein wichtiger Indikator, um deinen Körper besser zu verstehen!

1. Variante Basaltemperatur

Das ist die Temperatur direkt nach dem Aufwachen. Gemessen wird sie im Bett, noch vor dem Aufstehen. So erhält man die niedrigste Temperatur des Tages, die mit der Funktion der Schilddrüse im Zu- sammenhang steht. Die Temperatur sollte für die erste Beurteilung mindestens vier Tage lang gemessen werden. Diese vier Tage müssen nicht zusammenhängen – es sollte aber immer zur gleichen Zeit am Morgen gemessen werden. (Man kann auch jeden zweiten Tag messen.)

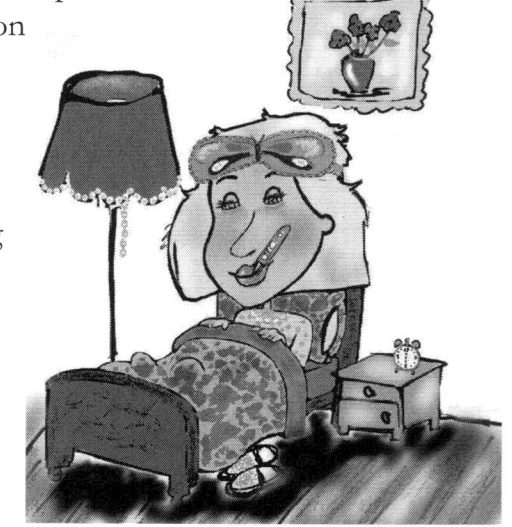

Wichtiger Tipp:
Thermometer direkt am Bett griffbereit hinlegen.

40

Wenn man gerade erkältet ist, macht der Test keinen Sinn, weil die Temperatur erhöht sein kann. Dann wartet man, bis man wieder gesund ist.

2. Variante Temperatur im Tagesverlauf

Dabei wird die Temperatur dreimal pro Tag gemessen. Das erste Mal drei Stunden nach dem Aufwachen und danach noch zwei weitere Male im Abstand von drei Stunden. Also beispielsweise um 9.00 Uhr, um 12.00 Uhr und um 15.00 Uhr.

Die gemessenen Werte werden addiert und die Summe dann durch 3 geteilt.

Beispiel:

35,8 um 9
36,3 um 12
36,5 um 15 Uhr
Sieht dann so aus:
35,8 + 36,3 + 36,5 = 108,6
108,6 / 3 = 36,2

Das Ergebnis in unserem Fall ist 36,2 °C – Tagestemperatur nach Bruce Rind.

Der optimale Wert der Tagestemperatur liegt nach Bruce Rind bei 37 °C. In unserem Beispiel wäre die Körpertemperatur zu niedrig.

Bitte nutze dazu das Arbeitsblatt „Temperatur", welches du unter dem Link im Kapitel „Fibelmaterial" am Ende des Buches findest.

Temperaturschwankungen bei hormoneller Dysbalance

Die Temperatur verläuft bei Frauen in einem bestimmten Rhythmus – dieser ist dem Zyklus der Frau angepasst. Ein normal verlaufender Zyklus mit normaler Temperatur würde folgendermaßen aussehen:

Wir starten mit Beginn der Periode – die Temperatur liegt dann bei ca. 36,5 °C, im Verlauf des Zyklus steigt die Temperatur eigentlich recht kontinuierlich auf 36,8 Grad an – bis ca. einen Tag vor Beginn der Periode. Am Tag der Periode fällt die Temperatur wieder auf 36,5 °C ab.

Verhält sich die Temperatur nun anders – sinkt sie z. B. nicht mit Beginn der Periode – ist dies ein relativ sicheres Zeichen für ein Ungleichgewicht im Östrogen-, Progesteron- und Testosteronspiegel. Steigt die Temperatur nicht im Verlauf des Zyklus, ist ebenfalls eine Störung im hormonellen Gleichgewicht vorhanden.

Sollte dies bei dir der Fall sein, solltest du dein Augenmerk auf die hormonelle Balance ausrichten und deine Sexualhormone untersuchen lassen.

Nach den Wechseljahren beträgt die Temperatur zwischen 36,5 und 36,8 °C und folgt keinem Zyklusverlauf mehr. Beachte bitte, dass es im Wechsel selbst noch Schwankungen geben kann.

Für wen ist die Basaltemperaturmethode ungeeignet?

Die Temperaturmethode eignet sich nicht, wenn dein Schlaf-rhythmus stark gestört ist, also wenn du beispielsweise starke Schlafstörungen hast, ein Kleinkind zu versorgen hast oder in der Nacht öfter wach liegst. Sollte dies bei dir der Fall sein, empfehle ich dir die dreimalige Messung im Tagesverlauf, da sie in diesem Fall ein klareres Bild für dich zeigt.

Blut-/Laborwerte

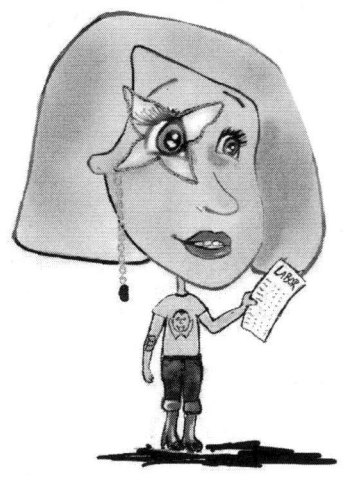

In diesem Kapitel zeige ich dir, wie deine Blutwerte zu lesen sind. Ein ganz großes Problem bei Hashimoto ist, dass man nicht informiert wird. Die meisten Menschen können ihre Werte gar nicht lesen und wissen auch nicht, was zu berücksichtigen ist oder was die Werte überhaupt aussagen. Dieses Kapitel gibt dir Klarheit über deine Werte. Dazu besorge dir bitte neue Werte oder verwende deine letzten Werte vom Arzt.

Unter dem Link „Blut-/ Laborwerte" im Kapitel „Fibelmaterial" findest du eine tolle Alternative, um an deine Blutwerte zu kommen.

Schilddrüsenwerte

Der bekannteste Schilddrüsenwert ist der **TSH**. Dieser wird von der Schulmedizin gerne zur Bestimmung der Schilddrüsen-funktion herangezogen. Der TSH allein ist aber extrem stör-anfällig – daher würde ich empfehlen, auf jeden Fall **fT3** und fT4 zusätzlich zur Beurteilung zu nutzen. Einmal im Jahr würde ich auch die TPO-AK bestimmen lassen, um abschätzen zu können, wie stark der Autoimmunprozess ist.

Der TSH

Dieser wirkt aufs Schilddrüsengewebe, auf die Ausschüttung der freien Hormone und wirkt auf die Aufnahme des Spurenelements Jod.

Warum ist der TSH störanfällig?

Viele äußere Faktoren haben Einfluss auf die Höhe des TSH, so reicht eine Nacht mit wenig Schlaf aus, um den TSH zu erhöhen. Weitere Faktoren, die den TSH erhöhen, sind Stress, Belastung, Kälte, Medikamente und auch die Ernährung, die eine große Rolle spielt. Ein weiterer Faktor ist die Abnahmezeit, wird das Blut am Morgen abgenommen, ist der TSH wesentlich niedriger als am Nachmittag oder Abend.

Du siehst, wie wichtig es für dich ist, alle 4 Werte parallel zu betrachten.

Was bedeutet das fT4?

Hierbei handelt es sich um ein freies Schilddrüsenhormon. T4 gehört auch zur Standardtherapie – hierbei wird den Betroffenen ein T4-Präparat zur Behandlung von Hashimoto verschrieben (z. B. L-Thyroxin, Euthyrox oder Eferox).

Das T4 ist eines der Schilddrüsenhormone, die für den Stoffwechsel, das Wohlbefinden und die Energie wichtig sind.

Dieses T4 wird vom Körper umgewandelt in ein verfügbares T3, denn erst dann ist es nutzbar.

Genauer gesagt wird das T4 von der Leber, dem Darm und den Muskeln in ein verfügbares T3 umgewandelt. Das T3 ist unser Energiehormon, und damit quasi die aktive Form, die unser Körper auch nutzen kann.

Der fT3-Wert

Dieser hat also den höheren Stellenwert, wenn es um das Wohlbefinden und die Energie geht, da ja, wie wir eben gelernt haben, das T3 unser Energiehormon ist.

Warum fT3, T3 und fT4, T4?

T3 und T4 liegen im Körper in gebundener und freier Form vor. Nur als freies T4 und T3 (fT4 und fT3) fungieren sie als Botenstoffe und werden für die Diagnose verwendet.

Nutze hier meinen „Werterechner", unter dem dazugehörigen Link im Kapitel „Fibelmaterial" am Ende des Buches. Der Werterechner zeigt dir deinen Anteil fT3 und fT4 an und gibt Anhaltspunkte zu deiner Schilddrüseneinstellung.

Wie du jetzt weißt, werden die meisten Menschen mit einem T4-Präparat behandelt. Wenn deine Umwandlung nicht optimal funktioniert, weil du beispielsweise die Antibabypille nimmst, dein Darm geschädigt ist oder du eine Fettleber hast, dann kann dein Körper mit dem T4-Präparat nicht optimal arbeiten und es nicht in fT3 umwandeln.

Das bedeutet, dass die Umwandlung eine Grundvoraussetzung für das Wohlbefinden bei Hashimoto ist. Etwas später erkläre ich dir genau, wie du diese „Baustelle" optimal für dich angehst.

TPO-AK
(oder auch als MAK bzw. Anti-TPO ausgewiesen)

Dieser Wert ist der spezifische Hashimoto-Antikörperwert. An diesem erkennst du, wie „aktiv" dein Hashimoto ist.

Ab einem Wert von 34 (IU/ml) gilt Hashimoto als nachgewiesen. Da es aber auch eine Hashimotoform ohne erhöhte Antikörperwerte gibt, macht es immer Sinn, parallel auch einen Schilddrüsenultraschall machen zu lassen.

Wichtig bei Ultraschall/Szintigrafie!!!

Bei Verwendung von Kontrastmittel weise darauf hin, ein jodfreies Kontrastmittel zu verwenden. Es kann sonst sein, dass du danach in einen Schub kommst und es dir dadurch schlecht geht.

Was bedeuten die TPO-AK-Werte?

—   TPO-AK bis 200:   länger bestehendes Hashimoto
—   TPO-AK 200 – 1300:   aktives Hashimoto
—   TPO-AK über 1300:   sehr aktives Hashimoto

Bei allen TPO-AK-Werten über 200 sollte begonnen werden gegenzusteuern, denn erhöhte TPO-AK-Werte sind assoziiert mit Ängsten, Panik und starken Schüben!

!Achtung!
Bei der Einnahme von natürlichen Schilddrüsenhormonen kommt es in einigen Fällen zu stark erhöhten TPO-AK-Werten. Hierbei ist zu prüfen, ob das Medikament überhaupt zu dir passt, um im Zweifelsfall einen Wechsel anzugehen.

Nun hast du einen Überblick über deine Schilddrüsenwerte. Da Hashimoto aber ebenso einen ganz starken Einfluss auf andere Organe hat, wie z. B. Leber, Darm, Nebennieren, müssen wir uns in diesem Zusammenhang auch die Blutfettwerte, die Leberwerte und die Blutzuckerwerte anschauen.

Die Blutfettwerte

LDL, Gesamtcholesterin und Triglyceride sind bei Hashimoto oft deutlich erhöht, HDL ist meist zu niedrig.

Es sollte ganz klar gesagt werden, dass Cholesterin eine wichtige Aufgabe bei mit der Bildung von Hormonen hat. Wenn mit der Nahrung nicht genug Fette zugeführt werden oder es zu Stresssituationen kommt, erhöht der Körper automatisch den Cholesterinwert, um die Bildung von Hormonen sicherzustellen. Von daher macht es keinen Sinn, den Cholesterinwert auf ein Minimum zu senken.

Da ein zu hoher Cholesterinspiegel aber ein Ungleichgewicht der Organe anzeigt, sollten wir ihn uns trotzdem anschauen.

Im oben erklärten Zusammenhang wird klar, warum der Cholesterinwert bei Schilddrüsenerkrankungen erhöht ist. Durch die fehlende Stressanpassung, gepaart mit zu wenig Hormonausschüttung, steigt der Cholesterinspiegel an.

Ziel ist also hierbei, die Schilddrüsenhormone und das Stresslevel ins Gleichgewicht zu bringen, damit auch der Cholesterinwert wieder ins Gleichgewicht kommt.

Leberwerte

Die Leberwerte sind bei Hashimoto wichtig, weil eine gesunde Leber die Hauptumwandlungsquelle der Schilddrüsenhormone ist. Ist die Leber geschwächt, führt das ingesamt zu einer starken Beeinträchtigung bei der Umwandlung des fT4 in fT3. Je schwächer sie wird, desto mehr ergibt sich auch die Unfähigkeit zu entgiften. Auf lange Sicht kommt es dann zu einem Teufelskreis zwischen schlechter Schilddrüseneinstellung und Entgiftungsstörung.

Doch warum wird die Leber überhaupt schwach bei Hashimoto? Wie kommt das zustande?

Der erste Punkt – wie oben schon erwähnt – ist die Giftstoffbelastung z. B. durch Medikamente, Ernährung, Umweltgifte, Amalgam, Impfungen usw. Die Leber muss dieser Flut an Giftstoffen gerecht werden, denn sie filtert quasi unser Blut, um es frei zu machen von Giftstoffen.

Der zweite wichtige Punkt bei Hashimoto ist die Belastung durch Bakterien und „stumme" Viren. Fast jeder Hashimoto-Betroffene trägt Viren, wie z. B. Herpes, EBV, Borrelien, Streptokokken und noch einige mehr, aber auch Bakterien, wie Streptokokken in sich. Die Viren bzw. Bakterien bilden körpereigene Toxine. Die Leber muss also zusätzlich zur „normalen" Giftstoffbelastung diese Toxine ebenfalls filtern. Schafft die Leber das nicht mehr, weil wir zu viele Giftstoffe im System haben, vergiften wir uns. Umso wichtiger ist es, immer einen Blick auf die Leberwerte zu werfen.

Aber auch hier gibt es Mittel und Wege, um die Leber zu stärken.

Zuallererst schauen wir uns nun die Leberwerte an und schlüsseln diese auf.

Die wichtigen Leberwerte sind GGT, GPT, GOT und das AP (Alkalische Phosphatase).

Damit du einen groben Eindruck hast, was die Werte aussagen, erkläre ich sie dir kurz.

GGT

ist ein Enzym in den Leberzellen, welches bestimmte Aminogruppen überträgt. Erhöht ist dieser Wert bei Leberzellzerfall, aber auch bei Hepatitis, EBV-Belastung (erinner dich, das ist der Erreger, der eine große Rolle bei Hashimoto spielt), Entzündungen der Gallenblase, Gallenstau.

GPT

ist ebenfalls ein Enzym und gibt den meisten Aufschluss über die Leberfunktion. Auch hier spricht man bei erhöhten Werten von einem Leberzellzerfall.

GOT

ist ebenfalls ein Enzym, welches jedoch nicht nur in der Leber vorkommt, sondern auch in Muskelzellen wie dem Herzmuskel. Dieser Wert ist z. B. nach einem Herzinfarkt erhöht, aber auch bei einer Fettleber oder Hepatitis.

AP (Alkalische Phosphatase)

kommt auch in anderen Organen vor, ist aber auch ein Leberwert. Erhöhte AP-Werte findet man bei Gallenproblemen und Lebererkrankungen, aber auch bei Erkrankungen der Knochen, wie z. B. Knochenbrüchen.

Wichtig!!!
Deine Leber ist meistens nicht erst dann schwach, wenn du bereits erhöhte Leberwerte hast. Oftmals ist auch davor schon eine Schwäche auszumachen und du solltest nicht warten, bis die Werte erhöht sind, sondern vorher aktiv werden.

Blutzucker

Ein ebenfalls wichtiger Parameter bei Hashimoto sind die Blutzuckerwerte. Die häufigste Zweiterkrankung ist der Diabetes Typ 2.

Deine Blutzuckerwerte solltest du kennen und wissen, wo du dich aktuell befindest.

Ohne einen gesunden stabilen Blutzucker ist es fast unmöglich, dass du dich mit Hashimoto gut fühlst.

Die 3 häufigsten Probleme bei Hashimoto sind die chronische Unterzuckerung, Insulinresistenz und Diabetes. Es ist wichtig, diese drei unterscheiden zu können und zu wissen, wo du dich gerade bewegst. In einem späteren Kapitel thematisiere ich den Blutzucker nochmal im Zusammenhang mit den Nebennieren und dem Schlaf, in diesem sortieren wir erst einmal deine Blutwerte.

Wir haben zwei wichtige Parameter bei Hashimoto: Den Glucosewert und den HbA1c, den sogenannten Langzeitzuckerwert.

Man unterscheidet bei der Glucose zwischen dem Nüchternblutzucker (du hast vorher nichts gegessen) und dem 2-Stunden-Glucosewert (zwei Stunden nach dem Essen).

Die Referenzwerte für den Glucosewert sind folgende:

- Nüchternblutzucker: 6,1 und 6,9 mmol/l
- 2-Stunden-Glucosewert < 7,8 mmol/l

Wenn der Wert zu hoch ist, würde ich dir empfehlen, diesen zu wiederholen. Ist der Wert zu niedrig, wiederhole diesen ebenfalls, denn bleibt er zu niedrig, ist eine chronische Unterzuckerung sehr wahrscheinlich.

Bei einem zu hohen Blutzuckerwert solltest du diesen noch mal ärztlich abklären lassen.

Kommen wir zum HbA1c – dies ist der Langzeitzucker.

Dieser Wert ist praktisch das „Blutzuckerlangzeitgedächtnis". Er zeigt an, wie der Blutzucker in den letzten 8–12 Wochen war.

Ein Wert von 4-6 % gilt für Gesunde. Ab 6 % spricht man von Diabetes und es finden weitere Untersuchungen statt. Hier solltest du Acht geben, bereits ein Wert von 5,8 % oder 5,9 % sollte dich aufhorchen lassen. Dieser Grenzwert zeigt dir, dass du unbedingt an deinem Blutzucker arbeiten solltest, weil er die Tendenz hat, zu hoch zu werden. Auch ein sehr niedriger HbA1c ist ein Hinweis für chronische Unterzuckerung – hier ist es sehr wichtig, gänzlich auf Diäten zu verzichten und sehr regelmäßig zu essen.

~~~~~~~~~~~~~~~~~~~~~~~~~~~~~

Trage deine aktuellen Blutzuckerwerte in dein Arbeitsblatt „Blutwerte" ein, welches du unter dem Link im Kapitel „Fibelmaterial" am Ende des Buches findest.

~~~~~~~~~~~~~~~~~~~~~~~~~~~~~

Markiere bitte zu hohe oder zu niedrige Werte rot, so dass du auf einen Blick die aktuellen Baustellen erkennst, um mit Hilfe der Fibel an diesen Stellen entsprechend unterstützen zu können.

Schilddrüsenmedikamente, was gibt es denn da so?

Wenn du dich durch dein Blutbild gewuselt hast, wird dir unwillkürlich die Frage kommen:

„Nehme ich denn das passende Schilddrüsenmedikament?"

Diese Frage ist nicht ganz so einfach zu beantworten. Da jeder Körper verschieden ist, kann man hier keine pauschale Antwort geben. Wo der eine mit synthetischen Medikamenten sehr gut zurechtkommt, wird der andere Probleme haben, weil seine Nebennieren zum Beispiel zu schwach sind und sie sehr sensibel auf jede Änderung reagieren.

Hier gebe ich dir mal einen Einblick. Was es gibt und was passend für jeden Einzelnen sein kann:

Synthetische Schilddrüsenmedikamente

Zunächst gibt es die T4-Monopräparate – hierbei handelt es sich um reine T4-Präparate. Typisch sind hier das L-Thyroxin und Euthyrox. Diese Therapie ist nur dann erfolgreich, wenn der Körper in der Lage ist, T4 in das verfügbare, extrem wichtige T3 umzuwandeln. Deshalb gilt es immer zu überprüfen, ob du die Schilddrüsenmedikamente gut verträgst.

Kombipräparate

Sie enthalten sowohl das speicherfähige T4 und das nach Bedarf hergestellte T3. Ein gängiges Präparat ist das Novothyral. Synthetisch hergestellte Kombipräparate enthalten die folgende Zusammensetzung: Fünf Teile T4 und ein Teil T3, oder zehn Teile T4 und ein Teil T3.

Wichtig ist hierbei zu wissen, dass eine gesunde Schilddrüse vierzehn Anteile T4 und einen Anteil T3 hat. Das Verhältnis ist also gar nicht einer normal funktionierenden Schilddrüse entsprechend. Deshalb gilt es immer zu überprüfen, ob du die Schilddrüsenmedikamente gut verträgst.

Solltest du auch nach der Unterstützung aller Organe deinen fT3-Wert nicht angehoben bekommen, macht es Sinn, dieses Kombipräparat zu probieren.

Mischform T3 und T4

Eine weitere gängige Behandlung ist ein reines T4-Präparat (z. B. L-Thyroxin) kombiniert mit einem T3-Präparat (wie z. B. Thybon). Hier gestaltet sich das Finden der optimalen Dosis einfacher, weil man die freien Hormone einzeln beeinflussen kann.

Egal, welches Präparat du zurzeit einnimmst – achte auf Anflutungsgefühle nach der Einnahme (wie z. B. Unruhe, Zittern, Ängste, Panik, Stimmungsschwankungen).

Solltest du diese beständig haben, stimmt die Zusammensetzung für dich meist nicht.

Natürliche Schilddrüsenmedikamente

Über die synthetische Variante hinaus gibt es natürliche Schilddrüsenhormone. Diese müssen ebenfalls von einem Arzt verschrieben werden und sind meist aus Schweineschilddrüse hergestellt.

Folgende Produkte sind hierzu im Handel.
— **Thyroid** (gibt es von verschiedenen Apotheken in unterschiedlicher Zusammensetzung hergestellt)
— **Thyreogland**
— **Thyreoidum**
  Bitte informiere dich über die Zusammensetzung, aber auch über die Füllstoffe.

Solltest du dich für ein natürliches Schilddrüsenhormon entschieden haben und dich entsprechend von einem Arzt begleiten lassen, dann achte jedoch darauf, dass du 4 Wochen nach Einnahmeumstellung deine Antikörperwerte kontrollieren lässt. In nicht wenigen Fällen gehen die Antikörperwerte enorm nach oben. Sollte dies der Fall sein, so ist dieses Präparat für dich nicht geeignet.

Wie unterstütze ich meine Schilddrüse?

Im vorangegangenen Kapitel haben wir uns mit deinen Triggern, deiner Körpertemperatur und mit deinen Schilddrüsenwerten beschäftigt. Was kannst du jetzt aktiv tun, um eine gut eingestellte Schilddrüse zu haben? Wo fängst du am besten an? Zuallererst beschäftigen wir uns mit den Dingen, auf die du am meisten Einfluss hast und die gleichzeitig die Grundlage bilden, damit es dir mit Hashimoto gut geht.

Schlafen!!!

Dies ist ein sehr wichtiger Faktor! Wer gut schläft, hat eine höhere Körpertemperatur. Auch Regenerationsprozesse laufen deutlich besser und der Körper hat die Chance, Ressourcen aufzubauen. Ein guter Schlaf ist die Grundlage für unsere Gesundheit.

Mit Hashimoto hast du ein deutlich erhöhtes Schlafbedürfnis. Dies ist den Entzündungen im Körper geschuldet, aber auch dem Autoimmunprozess an sich.

Acht bis zehn Stunden Schlaf können in Akutphasen absolut normal sein. Ärgere dich nicht, wenn du manchmal das Gefühl hast, es könnte nicht genug Schlaf sein. Am wichtigsten ist die Qualität deines Schlafes – du solltest tief schlafen und dich ausgeruht fühlen.

Der wichtigste Parameter ist hierbei der Tiefschlaf – dies ist der erholsamste Schlaf und dein Körper kann nur in dieser Zeit effektiv regenerieren. Schläfst du zwar 8 Stunden, hast aber keine Tiefschlafphasen, so kommst du auch nie in den Regenerationsmodus, der gerade bei Autoimmunerkrankungen so wichtig ist. Ich hatte schon Fälle, bei denen Frauen zwar die ganze Nacht schliefen, aber insgesamt nur 5 Minuten Tiefschlaf hatten und sich dementsprechend auch über Tag sehr müde und erschöpft fühlten.

Wenn dein Schlaf prima ist, darfst du zum nächsten Kapitel springen, solltest du allerdings Schlafprobleme haben, dann solltest du hier weiterlesen.

Es gibt drei unterschiedliche Schlafprobleme – Einschlafen, Durchschlafen und zu frühes Erwachen. Der Ursprung liegt oft in anderen Organen, wird jedoch bei Hashimoto verstärkt.

Einschlafen

Solltest du Probleme haben einzuschlafen, kann das an einer zu hohen Dosis von Schilddrüsenhormonen liegen. Viele Menschen reagieren sehr sensibel auf eine Überdosierung der Schilddrüsenhormone, was dann relativ schnell zu Einschlafproblemen führt. Diese kommen meist ziemlich plötzlich von einem auf den anderen Tag.

Sollte dies der Fall sein, lass deine Werte untersuchen und dosiere runter.

Bestehen deine Einschlafprobleme phasenweise, kannst du ziemlich sicher sein, dass der Grund eine hormonelle Dysbalance ist. Mit hormoneller Dysbalance ist das Zusammenspiel von Progesteron, Östrogen und Testosteron gemeint. Typisch für diese Art der Einschlafstörung ist das Wiederkehren im Drei- oder Vier-Wochen-Zyklus, meist vor der Periode.

Deine Aufgabe!

Schreibe ein Symptomtagebuch! Wiederholen sich Symptome in Intervallen, kannst du davon ausgehen, dass dein Hormonsystem durcheinander ist.

Bei Einschlafproblemen würde ich dir empfehlen, probeweise die Yamswurzel einzunehmen, denn sie unterstützt bei hormoneller Dysbalance. Du merkst dann bereits im ersten Zyklus eine Verbesserung.

Ein weiterer Faktor für Einschlafprobleme ist, dass du nicht zur Ruhe kommst – der Kopf qualmt und die Gedanken drehen sich im Kreis. Hier empfehle ich dir unbedingt, ins Kapitel „Psyche" zu wechseln und die Übungen für den Vagusnerv zu integrieren. Dieser ist für die Entspannung wichtig und ermöglicht dir, zur Ruhe zu kommen. Ein ganz wertvoller, aber recht einfacher Tipp ist tatsächlich, dass du deine Gedanken runterschreibst. Sobald du dies getan hast, fühlst du dich zumindest ein Stück leerer und es fällt dir leichter, abzuschalten.

Wie gehe ich meine Schlafprobleme an?

Da dein Schlafverhalten sich in allem widerspiegelt, also z. B. Körpertemperatur, Wohlbefinden, Kraft und Energie, aber auch der Stimmung, gebe ich dir nachfolgend einige Tipps, wie du dieses „Problem" angehen kannst.

Ein ganz wichtiger Faktor ist der Zeitpunkt. Du solltest auf jeden Fall immer versuchen, spätestens um 22:30 Uhr ins Bett zu gehen. Um 23 Uhr schüttet dein Körper noch einmal Cortisol aus und dies kann dazu führen, dass du sogar teilweise bis 1 Uhr wach liegst. Cortisol hält uns wach und wirkt der Tiefe des Schlafes entgegen.

Ich empfehle dir auch, immer darauf zu achten, dass du dich die letzte halbe Stunde vor dem Einschlafen nicht mehr mit aufregenden Sachen beschäftigst. Keine Arbeit, kein Streit, keine Nachrichten, kein Film. Unsere Neigung zum Grübeln ist bei Hashimoto sowieso meist erhöht und du solltest sie nicht zusätzlich durch dein Verhalten forcieren.

Natürlich kannst und sollst du mit Nahrungsergänzungsmitteln unterstützen.

Einschlafprobleme

Ich empfehle dir hier den Hericium – hierbei handelt es sich um einen Heilpilz aus der TCM. Dieser ist in der Lage, dein ZNS zur Ruhe zu bringen und ist gerade für die Leute wichtig, die sonst zum Grübeln neigen oder das Gefühl haben, nicht abschalten zu können.

Ein weiterer Grund für Einschlafprobleme ist sehr oft das Restless-Legs-Syndrom. Dies sind unruhige Beine. Geprägt ist dieses Symptom von einem ständigen Bewegungsdrang. Auch Schmerzen oder Krämpfe können dabei auftreten. Der häufigste Grund für das Restless-Legs-Syndrom ist Eisenmangel. Da dieser sehr verbreitet ist, kommt es auch häufig im Zusammenhang mit Hashimoto zu diesen Symptomen. Ein weiterer wichtiger Punkt bei Restless-Legs ist fehlende Bewegung. Es gibt bestimmte Dehnübungen, die helfen können, Restless-Legs entgegenzuwirken.

Bei Einschlafproblemen kann ich dir zusätzlich Folgendes empfehlen:

Natron-Fußbad

Dafür gibst du einen Esslöffel (1 EL) Natron auf lauwarmes Wasser und badest deine Beine vor dem Schlafengehen für 15 Minuten darin. Danach solltest du ins Bett gehen!

Leberwickel mit Rizinusöl

Auch dies ist eine hervorragende Methode, um deinen Körper zu entspannen.

Dabei reibst du deine Leberregion (rechter Rippenbogen) mit fünf Tropfen Rizinusöl ein, welches aufgrund seiner durchblutungsfördernden Eigenschaft hervorragend geeignet ist. Darauf legst du einen lauwarmen Lappen oder ein Tuch und wärmst das Ganze mit einem Kirschkernkissen. Normalerweise lässt man dies 15 Minuten wirken. Es kommt zu einem signifikanten Entspannungseffekt – und auf diesen Moment solltest du warten. Im Normalfall, wie gesagt, nicht länger als 15 Minuten. Danach solltest du wie beim Natron-Fußbad ins Bett gehen und diese Entspannung ausnutzen.

Durchschlafprobleme

Schau bitte, wann du wach wirst, sollte es z. B. zur Leberzeit sein, so solltest du deine Leber in ihrer Arbeit unterstützen.

Siehe Organzeiten
weiter hinten im Kapitel

Allgemein empfiehlt sich bei Durchschlafstörungen, deine Schilddrüsendosis zu überprüfen. Ein weiterer wichtiger Faktor für das Durchschlafen ist die Einnahme von Vitamin B6. Vitamin B6 fördert die Melatoninbildung und einen tieferen Schlaf. Um dir erst einmal einen Überblick zu verschaffen, ob und wann du in der Nacht schläfst, empfehle ich dir eine Schlaf-App zu nutzen (nicht dauerhaft, aber um dir einen Überblick zu verschaffen). So siehst du, wieviel Tiefschlaf du hast und ob deine Schlafqualität insgesamt stimmt.

Ein weiterer Faktor für Durchschlafprobleme sind Blutzuckerschwankungen. Wer schon über Tag stark mit seinem Blutzucker zu tun hat, hat dies meist auch in der Nacht.

Am besten und schnellsten bekommst du dies mit sehr regelmäßigen Mahlzeiten über den Tag in den Griff. Jede Mahlzeit sollte Fett (im Idealfall Kokosfett, welches die Eigenschaft hat, den Blutzucker länger hochzuhalten) und Proteine enthalten.

Wichtige Mittel für Durchschlafprobleme sind:

L-Tryptophan

(Nicht bei der Einnahme von Antidepressiva verwenden!) Dieses wird direkt vor dem Einschlafen genommen und sorgt in den meisten Fällen für einen sehr guten und tiefen Schlaf.

Gaba

Hierbei handelt es sich um eine Untergruppe der Aminosäuren. Hilfreich ist Gaba deshalb, weil es genau die Signale blockiert, die dein Stresssystem betreffen. Es ist also ein natürliches Mittel, welches für Ruhe und Ausgeglichenheit sorgt.

Sehr frühes Erwachen

Diese Form der Schlafstörung kommt häufig in den Wechseljahren vor. Auch bei starken Stimmungsschwankungen ist es ein häufiges Symptom. Gekennzeichnet ist dieses durch Wachwerden um vier Uhr oder fünf Uhr, ohne wieder einschlafen zu können. Da dies meist zu unchristlicher Zeit ist, zieht sich die Erschöpfung durch den ganzen Tag.

Das Wachwerden kennzeichnet sehr gut, welche Organe in dieser Zeit arbeiten und damit zu Schlafstörungen führen können. Die morgendliche Zeit ist dem Organ Lunge zugeordnet und zeigt eine gesteigerte Lungenaktivität auf. In dieser Zeit konzentriert sich der Körper auf die Ausscheidung von Toxinen über die Lunge. Wer häufig zu dieser Zeit wach wird, sollte sich gut mit Vitaminen und Nährstoffen versorgen. Du solltest dich weiter gut auf die Entgiftung konzentrieren bzw. auf die Vermeidung von Giftstoffen in deinem Alltag.

Organzeiten und nächtliches Erwachen:

23 – 1 Uhr   In dieser Zeit ist deine Gallenblase sehr aktiv. Wenn du schwere Mahlzeiten gegessen hast, wirst du hier des Öfteren wach oder findest nur schwer wieder in deinen Schlaf.

1 – 3 Uhr   Dies ist die Zeit der Leber – ein Wachwerden in dieser Zeit deutet auf eine hohe Giftstoffbelastung hin. Hier ist es wichtig, auf jeden Fall deine Leber zu unterstützen. Auch in Phasen der Entgiftung kann es hier zu einem Wachwerden kommen.

3 – 5 Uhr   In dieser Zeit ist deine Lunge besonders aktiv. Dein Körper sammelt in dieser Zeit Kraft für den nächsten Tag. Solltest du hier Probleme haben, solltest du dich besonders gut mit Vitaminen und Nährstoffen versorgen.

5 – 7 Uhr   Hier ist dein Dickdarm besonders aktiv. Ein frühes Aufwachen in dieser Phase deutet auf Probleme des Verdauungssystems hin. Hier solltest du deinen Darm effektiv unterstützen.

Bewegung

Ich schreibe hier bewusst Bewegung. Ich weiß, für die meisten Leute ist Bewegung ein Teil ihres Alltags. Wenn du aber weißt, dass du dich zu wenig bewegst, dann solltest du dies unbedingt ändern.

Bewegung = Sport? Nein! Je nach Grad der Hashimoto-Erkrankung ist Sport gar nicht möglich. Und auch wenn es dir gut geht mit Hashimoto, solltest du dein Körpergefühl niemals aus den Augen lassen. Wenn du das Gefühl hast, dass du dich schwach und ausgelaugt fühlst, dann mache einen Tag Pause. Wenn du deine Periode hast, solltest du ebenfalls mit deiner Energie haushalten.

So, was ist also mit Bewegung gemeint und warum ist diese gerade bei Hashimoto so wichtig?

Mit Bewegung ist Spazierengehen, Fahrradfahren, Laufen, Yoga, Schwimmen etc. gemeint. Also alles, was dir guttut, dich aber gleichzeitig nicht überlastet.

Bewegung ist so wichtig, weil bei Hashimoto häufig der Lymphfluss gestört ist. Die Lymphe kann im Körper nicht mehr richtig zirkulieren und zeitgleich kommt es zu typischen Beschwerden wie Infektionsanfälligkeit, Ödemen, Wassereinlagerungen, Gewichtszunahme, erschwerter Entgiftung, Kopfschmerzen, Müdigkeit.

Die Lymphe braucht jedoch Bewegung, da sie keinen eigenen Antrieb hat wie z. B. das Herz, das unseren Blutkreislauf antreibt. Unsere Lymphe ist darauf angewiesen, dass wir uns bewegen und so den Lymphfluss in unserem Körper aktivieren.

Je aktiver der Lymphfluss ist, desto besser funktionieren dein Körper und deine Entgiftung. Dadurch geht es dir besser.

Sehr gute Sportarten, um die Lymphe in Fluss zu bringen, sind Seilspringen, Trampolin, Hampelmann, aber auch Yoga, Pilates etc.

64

Sport ist ebenfalls wichtig, um Stresshormone abzubauen. Davon haben wir aufgrund von Hashimoto sehr viele. Durch ständige Sorgen, Ängste und fortwährendes Grübeln sind wir oft sehr angespannt und unser Körper schüttet dadurch vermehrt Stresshormone aus. Gibt es nun keine Möglichkeit, diese über Bewegung abzubauen, so wird der Zustand meist chronisch. Du kommst weder geistig noch körperlich in einen wirklich entspannten Zustand.

Solltest du dich in einer akuten Erschöpfungsphase befinden, so begnüge dich mit Spaziergängen – das Wichtigste ist, dass dein Körper in Bewegung kommt. Wenn du wieder Lust auf Bewegung oder Sport bekommst, ist das ein untrügliches Zeichen, dass du dir mehr zumuten kannst.

Genug trinken!

Auch das sollte eigentlich normal sein, doch fällt es vielen so schwer, genug zu trinken. Wer jedoch einmal verstanden hat, warum dies bei Hashimoto so wichtig ist, wird es besser schaffen.

Genug zu trinken ist gerade bei einer Unterfunktion so wichtig, da alle Stoffwechselprozesse langsam sind. Indem du genug trinkst, unterstützt du deinen Körper effektiv, denn dein Blut ist dadurch dünner und fließt besser, du bist fitter und fühlst dich besser!

Gute Getränke für deine Schilddrüse sind Wasser mit Zitrone, Thymiantee, Kräutertees mit Bitterstoffen oder aber auch Ingwerwasser.

Bitte vermeide Kohlensäure, denn diese säuert deinen Körper massiv an, so dass du dann wieder Probleme mit Übersäuerung bekommst.

Meide Giftstoffe

Dies ist eines der Dinge, die du quasi sofort umsetzen kannst und solltest. Hashimoto ist nicht nur eine Erkrankung der Schilddrüse, sondern bringt als Begleitung auch oft eine Entgiftungsschwäche mit sich. Deinem Körper ist es dadurch nicht gut möglich, Giftstoffe auszuleiten. Dies liegt unter anderem an der oft niedrigen Körpertemperatur.

Viele Hashimoto-Betroffene schwitzen nicht, auch nicht bei hohen Temperaturen wie in der Sauna. Da dies eine wichtige Entgiftungsfunktion ist, entfällt diese quasi. Gehörst du zur Gruppe, die massiv schwitzt, ist auch das nicht gut, denn du verlierst dadurch zu viele Elektrolyte. Diese sind wichtig für deinen kompletten Stoffwechsel. Ein weiterer nicht weniger wichtiger Punkt ist die chronische Überlastung der Leber.

In den meisten Fällen arbeitet sie nicht optimal und ist überlastet, diese Überlastung entsteht nicht von heute auf morgen, sondern zieht sich über Jahre hin.

Der erste wichtige Schritt ist hier, Giftstoffe, die von außen reinkommen, zu eliminieren. Du denkst bestimmt, dass du so viele Giftstoffe gar nicht in deinem Leben hast. Doch bei genauerem Hinschauen fällt häufig auf, dass noch einiges umgestellt werden kann.

Gerade die Kosmetik wird häufig übersehen – sie ist jedoch einer der Faktoren, die viele Giftstoffe über die Haut in unseren Körper bringt. Ja und damit ist alles gemeint: vom Shampoo bis zum Lippenstift. Wenn deine Leber gesund ist und du ein guter Entgifter bist, stellt dies kein Problem dar, schwierig wird es, wenn die Entgiftungssysteme deines Körpers lahmgelegt sind. Da kann selbst die Kosmetik schnell ein Zuviel hervorrufen. Versuche deine Kosmetik auf Naturkosmetik umzustellen, um deine Entgiftungssysteme zu entlasten.

Die wichtigsten beiden Giftstoffe, die deine Schilddrüse beeinflussen, sind Fluorid und Triclosan. Fluorid unterdrückt die Schilddrüsenfunktion und ist allein schon ein Faktor, wenn es um Schilddrüsenunterfunktion geht. Fluoride findest du hauptsächlich in Zahnpflegeprodukten, Mineralwasser und schwarzem Tee. Triclosan ist ein antimikrobieller Wirkstoff. Er steht in Verbindung mit hohen Antikörpern (TPO-AK und TG-AK). Solltest du erhöhte Antikörperwerte haben, solltest du auch auf triclosanfreie Produkte achten. Triclosan findest du hauptsächlich in antibakteriellen Seifen, Shampoos und Zahnpasta.

Bereits drei Wochen nach Umstellung der hier aufgelisteten Punkte, ermöglichst du deinem Körper einen enormen Vorsprung in Richtung Gesundheit. Je disziplinierter du dies umsetzt, desto schneller wird es dir besser gehen.

Liste zur Orientierung

– Medikamente nur einnehmen, wenn sie unbedingt notwendig sind
– Kosmetikprodukte auf Naturkosmetik umstellen
– Haushaltsreiniger ebenfalls auf Umweltreiniger oder Naturprodukte wie Essig, Natron etc. umstellen
– Genussmittel wie Rauchen und Alkohol weglassen
– Zahnpflegeprodukte auf fluoridfreie, triclosanfreie umstellen
– Obst und Gemüse unbedingt abwaschen, gerade wenn es kein Bio-Obst und -Gemüse ist

Bitte schaue auch im Alltag, ob du Desinfektionsmittel, Backofenspray, Duftspray etc. nutzt. Auch diese Produkte belasten deinen Körper.

Dies sind einfache Dinge, die du umsetzen solltest, um damit die Zufuhr von außen einzudämmen und deiner Leber eine Chance zu geben, bereits vorhandene Giftstoffe besser zu entgiften.

Schimmel

Schimmel gehört zu den Hauptauslösern für Hashimoto. Es muss dabei nicht mal der „schwarze" Schimmel sein – es reichen feuchte Fenster oder Schimmel an den Wänden. Schimmel ist genau deshalb so gefährlich, da die Schimmelsporen in deiner Lunge verbleiben. Das heißt, es kann auch gut sein, dass du im Elternhaus Schimmel hattest, in deiner ersten Wohnung etc. Da diese Schimmelsporen aber nicht von alleine wieder verschwinden, ist es wirklich wichtig, hier eine entsprechende Behandlung durchzuführen. Die Schimmelbehandlung findest du im Kapitel „Viren".

Solltest du noch Schimmel im Haus haben, sollten diese Stellen unbedingt behandelt werden, damit dies kein Problem mehr für dich darstellt.

Schilddrüseneinstellung

Natürlich gehört auch eine optimale Schilddrüsenein-stellung dazu, wenn es um dein Wohlbefinden geht. Im Kapitel „Blut- und Laborwerte" habe ich dir bereits einiges zur Schilddrüse erklärt. Auch zur Umwandlung, da diese bei den meisten Hashimoto-Betroffenen ein Problem ist. Du erkennst dies an einem niedrigen fT3-Wert im Vergleich zum fT4-Wert.

Hier empfehle ich dir wieder den „Wertrechner" aus dem Kapitel „Fibelmaterial" am Ende des Buches.

Solltest du dich bei der Umwandlungsstörung erkennen, dann solltest du deine Schilddrüse auf natürlichem Weg zusätzlich unterstützen. Hier eignet sich der Agaricus-Heilpilz hervor-ragend. Er unterstützt nicht nur die Schilddrüse, sondern auch dein Immunsystem.

Sollte bei dir die Umwandlung eine Rolle spielen und zusätz-lich noch Gewicht und Blutfettwerte (LDL und HDL), dann ist die Buntnessel die ideale Ergänzung. Sie senkt die Cholesterin-werte und unterstützt ebenfalls die Schilddrüse optimal.

Verdauung, Zähne, Magen, Darm

Wie wichtig die Verdauung ist, wird oft erst klar, wenn es Probleme gibt, wenn man Schmerzen, ständige Durchfälle oder Verstopfung hat und man auf alles mit Blähungen reagiert. Die Verdauung beginnt nicht, wie viele denken, im Darm, sondern läuft in unserem gesamten Körper ab. Daher beginnen wir in diesem Kapitel mit den Zähnen, da bereits im Mund eine gewisse Bakterienzusammensetzung vorhanden sein muss, um die Verdauung optimal ablaufen lassen zu können. Ist dies nicht der Fall, neigt man zu Mundgeruch oder es kommt vermehrt zu bakteriellen Entzündungen, z. B. am Zahnfleisch.

Eine gesunde Verdauung

Erst einmal ist es wichtig zu besprechen, was genau eine gesunde Verdauung ist. Viele sind es so gewohnt, Durchfälle zu haben oder aber auch Verstopfung, dass sie gar nicht mehr wissen, was normal ist.

Eine normale Verdauung ist ein bis drei Mal pro Tag, keine Durchfälle, keine Schmerzen und eine angenehme Entleerung.

Wenn das bei dir so ist, dann darfst du diesen Punkt überspringen. Wenn du jedoch viel häufiger oder viel seltener Stuhlgang hast, dann solltest und musst du an dieser Stelle auf jeden Fall weiterlesen.

Durchfälle, Verstopfung, Reizdarm, Blähungen – all dies sind Symptome, die in Verbindung mit Hashimoto relativ häufig auftauchen.

Die Verdauung hat so einen wichtigen Stellenwert, weil sie den Stoffwechsel sichert. Wer eine gesunde Verdauung hat, entgiftet besser, nimmt besser ab und hat mehr Energie. Ja, du hast richtig gelesen, Verdauungsstörungen sind die häufigsten Gründe, warum man müde, abgeschlagen oder antriebslos ist.

Die Verdauung ist bei Hashimoto in vielfacher Hinsicht gestört. Wichtig ist, dass du nicht, wie viele es tun, sofort beim Magen anfängst, sondern den kompletten Verdauungstrakt unter die Lupe nimmst. Verdauung beginnt viel früher – nämlich im Mund.

**Diese folgenden Punkte solltest du
für den Anfang angehen!**

Deine Zähne

Zähne und Zahnprobleme, aber auch Zahnfleischprobleme gelten als ein Hauptfaktor für die Verschlechterung bei Hashimoto. Sollten Zahnprobleme eine häufige Baustelle bei dir sein, ist es wichtig, dass du dich damit auseinandersetzt.

**Folgende Faktoren können Auslöser für deine
Hashimoto-Probleme sein:**

— bakterielle Belastung im Mund
— wurzelbehandelte Zähne
— Parodontitis
— Zahnfleischentzündung
— Materialunverträglichkeit
— Amalgam (Quecksilberfüllungen)
— Chemikalien in Füllungen

- Inlays, Brücken
- Chemikalien in Zahnpflegeprodukten (Fluorid, Triclosan)
- Röntgenstrahlen

Du solltest dir also auf jeden Fall einen guten Zahnarzt suchen, der nicht nur dein Amalgam gründlich entfernt, sondern auch dich und deine Zahngesundheit im Auge behält. Amalgam sollte erst entfernt werden, wenn dein Darm im Gleichgewicht ist – dann klappt auch die Amalgamentfernung problemlos.

Bakterielle Belastung/Ungleichgewicht im Mund

Du erkennst ein bakterielles Ungleichgewicht vor allem an schlechtem Atem, komischem Geschmack im Mund, oder aber auch an Zahnfleischproblemen.

Es gibt verschiedene Faktoren, die deine Mundflora stören, z. B. das Rauchen. Hierbei verändert sich das Gleichgewicht der Bakterien so, dass verschiedene Bakterien wie zum Beispiel Streptokokken eine viel bessere Angriffsfläche haben. Die Grundlage für Bakterien ist dann eine viel bessere. Neben deiner Ernährung (zucker- und weizenfrei) kannst du hier sehr gut mit probiotischer Zahnpasta unterstützen, oder aber auch mit Probiotika für die Mundflora. Achte hierbei auf fluorid- und triclosanfreie Produkte!

Wurzelbehandelte Zähne

Wurzelbehandelte (tote) Zähne sind deshalb ein Problem, weil sich hier ein idealer Nährboden für Bakterien am toten Zahn findet. Hier sollte jährlich kontrolliert werden, damit es zu keiner Entzündung am Nerv kommt. Unterstützen kannst du hier mit wöchentlichem Spülen. Geeignete Präparate sind Drachenblut oder kolloidales Silber.

Parodontitis

Parodontitis zeigt sich hauptsächlich in zurückgehendem Zahnfleisch, oder auch durch Zahnfleischtaschen, die sehr regelmäßig gereinigt werden müssen. Da es sich bei Parodontose um Protozoen im Blut handelt, sieht hier auch die Behandlung anders aus. Hauptverursacher sind hier: Entamoeba gingivalis (69 %) und Trichomonastenax (5-20 %). Parodontitis lässt sich also vor allem durch innerliche Anwendung behandeln. Ich würde dir empfehlen, eine Kur mit Oregano-Öl-Einnahme zu probieren und in Absprache mit dem Zahnarzt zu schauen, wie sich dein Zahnfleisch verhält.

Zahnfleischentzündungen

Diese treten sehr oft in Zusammenhang mit Hashimoto auf, hierbei kommt es gerade in einem Schub zu vermehrten Symptomen. Da die Entzündungsbereitschaft deines Körpers bei Zahnfleischentzündungen erhöht ist, reagiert dementsprechend auch dein Körper darauf.

Hier ist das Spülen mit Drachenblut das Mittel der Wahl.

Materialunverträglichkeiten

Hashimoto geht nicht nur mit Entzündungen einher, sondern auch mit vielen Unverträglichkeiten – so auch bei Materialien, die in deinem Mund verwendet werden. Vor allem Brücken, Inlays und Füllungen spielen hier eine große Rolle. Es ist immer gut, vorher abzuklären, ob du die Materialien gut verträgst. Vor allem, wenn du auf vieles unverträglich reagierst.

Solltest du bereits eine Unverträglichkeit an einem schon behandelten Zahn bemerken, musst du unbedingt das Gespräch mit deinem Zahnarzt suchen. Eine stetige Unverträglichkeit beeinflusst dein Immunsystem – das ist so, als würdest du jeden Tag einen Apfel essen, obwohl du ihn nicht verträgst. Es kann zu diffusen Beschwerden wie Tinnitus, Schwindel und Kopfschmerzen kommen.

Amalgam (Quecksilberfüllungen)

Amalgam ist ein großes Problem und vielen Menschen fällt die Entscheidung schwer, ob es entfernt werden soll oder lieber nicht. Zuallererst solltest du wissen, dass das *„Wie"* hier eine große Rolle spielt. Ohne einen fachkundigen Zahnarzt, der mit Cofferdam arbeitet und ausleitend begleitet, solltest du das Entfernen nicht angehen. Ein wichtiger Faktor hierbei ist auch dein Darm. Dieser sollte absolut intakt sein, wenn dein Amalgam entfernt wird.

Einen intakten Darm erkennst du vor allem an einer problemlosen Verdauung – keine Durchfälle, keine Verstopfung, keine Blähungen oder Schmerzen. Wenn du noch Darmsymptome hast, dann lass das Amalgam bitte, wo es ist und kümmere dich erst einmal um deinen Darm. Zu einem späteren Zeitpunkt solltest du das Amalgam dann von einem fachkundigen Zahnarzt entfernen lassen.

Chemikalien in Füllungen, Inlays, Brücken

Hier wende dich bitte an deinen Zahnarzt und lass wie im Abschnitt „Materialunverträglichkeiten" geschrieben abklären, ob und welche Materialien du verträgst.

Chemikalien in Zahnpflegeprodukten

Die Wichtigkeit von Fluoriden ist jedem bekannt. Bekommen wir doch schon als Kinder Fluorid-Tabletten verschrieben, um den Zahnaufbau zu gewährleisten und für eine gute Zahngesundheit. Aber Fluorid ist für Hashimoto-Betroffene extrem schädlich, ebenso wie Triclosan. Beide werden häufig in Zahnpflegeprodukten wie Zahnpasta, Mundwasser etc. verwendet. Fluorid verhindert explizit die Jodaufnahme – diese ist jedoch wichtig, damit überhaupt Schilddrüsenhormone gebildet werden können. Das heißt, je mehr Fluoride du verwendest, desto wahrscheinlicher ist die Schilddrüsenunterfunktion. Triclosan steht mit erhöhten TG-AK und TPO-AK in Verbindung. Versuche also weitestgehend auf fluorid- und triclosanfreie Produkte umzusteigen. Ebenso solltest du auf Fluoride in Mineralwasser achten, Schwarztee enthält ebenso Fluoride und sollte daher nicht zu häufig getrunken werden.

Röntgenstrahlen

Deine Schilddrüse reagiert auf jede Art von Strahlung, insbesondere auf Röntgenstrahlung. Viele Betroffene berichten nach dem Röntgen von Druck in der Schilddrüse, Schluckbeschwerden, aber auch von einem Unwohlsein. In einigen Zahnarztpraxen gibt es jetzt schon Schilddrüsenschutz beim Röntgen – leider ist dies nicht in allen Praxen verbreitet.

Kurzum:
Wenn du diese Hinweise beachtest, bist du auch zahntechnisch auf der sicheren Seite. Gerade wenn du Beschwerden hast, die du dir nicht erklären kannst oder hohe Antikörper hast, solltest du deine Zähne gründlich überprüfen lassen.

Wichtiger Zusatz!
Bitte gehe alles immer in Absprache mit deinem Zahnarzt durch und ziehe ihn immer zu Rate, bevor du etwas umsetzt.

Bei Zahnbehandlungen solltest du nach adrenalinfreien Lokalbetäubungen fragen, denn viele Hashimoto-Betroffene reagieren mit extremer Angst und Unruhe auf Adrenalin. Deshalb solltest du dies unbedingt vorab abklären.

Nun haben wir so viel über die Zähne gesprochen, dass ich dir auch an dieser Stelle einige Tipps geben möchte, um möglichst wenig Probleme mit deinen Zähnen zu haben. Ein großer Tipp ist die Vorsorge. Ich kann dir gerade bei Zahnfleischproblemen sehr ans Herz legen, einmal die Woche mit Drachenblut deine Zähne zu spülen. Entzündungen heilen so schnell aus und es kommt weniger zu Bakterienansammlungen. Regelmäßiges Röntgen ist ebenfalls ein wichtiger Faktor, da so Entzündungen sehr schnell erkannt und entsprechend behandelt werden können.

Magen

Gehen wir nun weiter zum Magen. Dies ist der nächste Punkt auf dem Weg der Verdauung.

Kennst du Völlegefühl, Appetitlosigkeit oder aber das Gefühl, dass keine Sättigung einsetzt? Dein Magen hat bei Hashimoto oft Defizite, da meist zu wenig Magensäure vorhanden ist. Dies passiert in der Unterfunktion. Im Grunde kannst du es dir so vorstellen, dass in der Unterfunktion alle Vorgänge im Körper gedrosselt sind. Ein Zuwenig an Magensäure macht sich mit denselben Problemen bemerkbar wie zu viel Magensäure. Völlegefühl, Magenschmerzen, Müdigkeit nach dem Essen, Sodbrennen, aber auch Herzstolpern kann durch deinen Magen verursacht werden. Hierzu komme ich aber später erneut.

Wenn du bereits im Magen zu wenig Magensäure hast, zieht das einige Probleme nach sich: Die Nahrung wird nicht richtig verdaut und wird teilweise unverdaut in den Darm weiter-gegeben. Hier entstehen nun vermehrt Fäulnisbakterien, weil „unverdaute" Nahrung sonst nicht in den Darm gelangt. Die Fäulnisbakterien merkst du hauptsächlich durch Blähungen.

Du siehst, es gibt einiges zu beachten bei der Ver-dauung. Wie gehst du nun am besten vor?

Viele Betroffene kommen relativ schnell an den Punkt, an dem ihre Verdauung nicht mehr stimmt. Die Symptome sind ziemlich eindeutig und man liest es ja auch des Öfteren. Der Fehler, der jetzt relativ häufig passiert, ist der Darmaufbaufehler. Die Betroffenen fangen an, den Darm aufzubauen. Das ist gut und auch richtig, aber erst, nachdem dein Magen in Ordnung ist.

Eine große Baustelle bei Hashimoto liegt im Magen und der kommt im Verdauungsprozess vor dem Darm. Wenn du also deine Verdauung in Schwung bringen willst oder dir einfach eine normale Verdauung wünschst, dann beginne beim Magen.

Der Magen ist deshalb eine so große Baustelle, weil die meisten Schilddrüsenerkrankten zu wenig Magensäure haben.

Was ist denn aber die gängigste Behandlung,
wenn man mit Magenproblemen zum Arzt geht?

Richtig, du bekommst in aller Regel Magensäurehemmer. Der Arzt geht erst einmal davon aus, dass du zu viel Magensäure hast, das denkt man ja auch bei Sodbrennen.

ABER! Magensäuremangel macht viele Symptome, die man auch bei zu viel Magensäure hat.

Hier mal einige Beispiele:

- Blähungen oder Aufstoßen nach einer Mahlzeit
- Völlegefühl
- das Gefühl, dass das Essen für immer im Magen sitzt
- Eisen- und B12-Mangel
- unverdautes Essen im Stuhl
- schwache, sich schälende oder rissige Fingernägel
- Parasiten
- chronische Darminfektionen
- Magenbrennen
- Nahrungsmittelallergien und -unverträglichkeiten

Du siehst also: Die Symptome sind sehr ähnlich.

Aber warum haben wir überhaupt zu wenig Magensäure?

Das liegt an der verminderten Ausschüttung von Magensäure. Die meisten Leute finden sich fast beständig in einer Schilddrüsenunterfunktion wieder und sind nicht optimal eingestellt. Ist dies der Fall, werden alle Körperprozesse runtergefahren, auch die Produktion der Magensäure.

Unsere Magensäure hat aber sehr viele wichtige Aufgaben, die dann bei Hashimoto auf der Strecke bleiben. Genug Magensäure ist beispielsweise die Grundvoraussetzung, um ein ausgeglichenes Mikrobiom im Darm zu haben. Noch dazu ist es wichtig, damit die Verdauung funktionieren kann und Vitamine aufgenommen werden können.

Magensäure bildet ebenso eine natürliche Schutzbarriere für Parasiten und Bakterien. Ist diese nicht gegeben, spielen Krankheitserreger eine viel größere Rolle.

Ist genug Magensäure da, werden auch genügend Verdauungsenzyme freigesetzt, die dann wiederum die weitere Verdauung unterstützen.

Ist nicht genug Magensäure da, braucht der Körper enorm viele Ressourcen für die Verdauung – das merkst du zum Beispiel an Müdigkeit nach dem Essen. Es bleiben dann nicht mehr genug Reserven für den Rest deines Körpers. Ich sehe sehr häufig in meiner Arbeit, dass Menschen mit zu wenig Magensäure häufig unter chronischer Erschöpfung leiden – vor allem nach den Mahlzeiten oder wenn sie in die Blutzuckerschwankungen kommen.

Es ist also deine Aufgabe, bei Hashimoto immer für genug Magensäure zu sorgen.

Der einfachste, aber auch effektivste Weg ist der Weg über die Nahrung:

— Zwei Esslöffel Apfelessig, Zitronen- oder Limettensaft
— in 200 ml Wasser mit Raumtemperatur,
— 15 Minuten vor dem Essen
  (kann mit Schilddrüsenmedikamenten eingenommen werden)

Solltest du Zitrone oder Apfelessig nicht auf Anhieb vertragen, nimm sie nicht täglich zu dir, sondern zum Beispiel zweimal die Woche und steigere dann.

Auch hier sind Bitterstoffe ein wichtiger Faktor, und daher empfehle ich bei zu wenig Magensäure häufiger über den Tag Bitterstoffe zu verwenden.

Bitterstoffe kannst du als Tee zuführen, aber auch als Tropfen. Wichtig ist eine gewisse Regelmäßigkeit. Wenn du ganz starke Probleme hast, trinke den Tee oder nimm die Tropfen vor jeder Mahlzeit. Du bemerkst über die Zeit, dass du immer weniger Magenprobleme bekommst. Dies ist ein Zeichen, dass du die Bitterstoffe etwas reduzieren kannst. Nichtsdestotrotz sollten sie ein Bestandteil deiner Ernährung bleiben.

Lebensmittel, die Bitterstoffe enthalten, sind zum Beispiel:

— Bockshornkleesamen
— Löwenzahn
— Rucola
— Chicorée

Ein weiterer Magenheiler ist der Hericium-Heilpilz. Dies ist ein Pilz aus der chinesischen Medizin, der für die Funktion des Magens von wichtiger Bedeutung ist. Er hilft sogar bei der Ausheilung der Magenschleimhaut bei Gastritis. Er ist weiterhin bei Sodbrennen, Problemen mit der Speiseröhre, Reflux und anderen Symptomen, die auch bei zu wenig Magensäure auftreten, sinnvoll. Weiterhin ist er ein hervorragender Darmausheiler.

Aus meiner Arbeit kann ich dir berichten, dass es bereits nur dadurch oft signifikante Veränderungen gibt. Die Verdauung fühlt sich besser an und du hast insbesondere nach dem Essen weniger bis gar keine Bauchschmerzen mehr, Unverträglichkeiten werden weniger und Entzündungen nachhaltig gesenkt. Außerdem sind Bitterstoffe ein guter Kaffeeersatz, denn sie machen wach und konzentriert und sorgen für bessere Stimmung. Insgesamt also etwas, das relativ einfach ist, aber eine nachhaltige Wirkung hat. Des Weiteren unterstützt du ohne große Änderung hiermit auch deine Leber.

Wann hörst du wieder auf?

Wenn du das Gefühl hast, dass sich deine Verdauungsbeschwerden aufgelöst haben oder du die Unterstützung nicht mehr benötigst, kannst du aufhören. Grundsätzlich ist es aber immer gut, das Glas Wasser mit Apfelessig oder Zitronensaft beizubehalten, wenn du es bereits einmal aufgrund einer Schwachstelle in deinem Körper genommen hast.

Wenn du den Eindruck hast, dass dein Magen „besser funktioniert", dann kannst du ohne Weiteres mit dem Darm weitermachen, denn nun sind die Voraussetzungen so, dass du deine Verdauung insgesamt verbessern kannst.

Ein wichtiger Faktor den Magen betreffend sind aber auch Bakterien – hier ist allem voran der Helicobacter pylori der entscheidendste Faktor. Er ist oft an obigen Magensymptomen beteiligt und sollte auch bei der Behandlung des Magens berücksichtigt werden. Du findest seine Behandlung im Kapitel „Viren".

Darm

Kommen wir nun zum Darm. Wie ich anfangs schon sagte, beginnen die meisten mit der Behandlung beim Darm. Wenn du nun alles in Ordnung gebracht hast, was Zähne und Magen angeht, so ist der Darm tatsächlich eine sehr wichtige Komponente. Hier ist es vor allem der Leaky Gut, der durchlässige Darm, der eine Rolle spielt.

Der kaputte Darm gehört zu einem der Grundpfeiler, wodurch Hashimoto überhaupt entstehen kann. Es braucht immer diese vier Grundpfeiler: kaputter Darm, Bakterien, Viren und eine enorme Stresssituation. Da dies die Grundpfeiler sind, heißt das aber auch, dass ein neuerliches Aufflammen sehr unwahrscheinlich ist, wenn dein Hashimoto ruhig ist und diese Sachen in Ordnung sind.

Folgende Darmbakterien spielen immer eine große Rolle, wenn es um Hashimoto geht.

Vielleicht hast du schon davon gehört, dich aber noch nicht konkret damit beschäftigt.

SIBO

Was ist SIBO?

Dies ist in Deutschland noch gar nicht so bekannt und wird auch wenig untersucht. SIBO bezeichnet ein starkes bakterielles Ungleichgewicht im Darm. Hierbei handelt es sich vor allem um den Dünndarmbereich. Es zeichnet sich vor allem dadurch aus, dass im Dünndarm Bakterien wuchern, die eigentlich in andere Teile des Darms gehören. Daher ist dies sehr häufig der Ursprung für viele Magen- und Darmbeschwerden. SIBO steht auch im Zusammenhang mit vielen anderen Erkrankungen, wie zum Beispiel Fibromyalgie, Reizdarm oder auch dem Roemheld-Syndrom.

Typische Beschwerden bei SIBO:

— Schmerzen im Magen, besonders nach dem Essen
— Blähungen
— Krämpfe
— Durchfälle
— Verstopfung
— gestörte Nährstoffaufnahme
— Völlegefühl
— Sodbrennen

Candida

Candida findet sich in deinem Körper immer. Zum Problem wird er allerdings, wenn er diesen überwuchert. Hashimoto bildet eine ideale Voraussetzung, damit Candida sich in deinem Körper ausbreiten kann. Das bakterielle Ungleichgewicht im Darm ist eines der Hauptgründe, warum es zu einer starken Candidabelastung kommt. Aber natürlich spielt auch hier die Ernährung eine große Rolle, Weizen und Zucker sind die Hauptnahrungsmittel von Candida.

Typische Symptome, die bei Candida auftreten:

— Erschöpfung
— Müdigkeit
— Migräne
— Gelenkschmerzen
— Übergewicht
— Hautprobleme
— Pilze
— Blähungen
— Verstopfung oder auch Durchfall
— Heißhunger, vor allem auf Süßigkeiten

Candida behandelt man hauptsächlich über die Ernährung. Hier ist der Verzicht auf industriellen Zucker ein wichtiger Faktor, denn Candida lebt davon. Die ersten zehn Tage solltest du strikt auf jede Art von Zucker verzichten, auch auf Fruchtzucker und Süßungsmittel. Danach reicht es aus, auf industriellen Zucker zu verzichten.

Oregano-Öl bietet sich als wunderbare Zusatz-
behandlung bei Candida an, weil hier auch von
Grund auf die Bakterien mitbehandelt wer-
den. Hier nimmst du täglich eine Kapsel über
30 Tage. (Bitte berücksichtige die zehn Tage
Zuckerverzicht!)

Verstopfung

Zweierlei macht Verstopfung in deinem Körper – zum einen kann natürlich die Unterfunktion eine Verstopfung machen und ist sehr typisch für eine Unterfunktion. Viele erkennen bereits daran, dass sie in die Unterfunktion rutschen.

Zum anderen kann Verstopfung auch ein Hinweis auf eine Leber- und Entgiftungsschwäche sein.

Im ersten Schritt würde ich dir empfehlen, Magnesium einzunehmen. Magnesium ist, wie im vorherigen Teil des Buches schon erwähnt, eine sehr wichtige Komponente, wenn man von Hashimoto betroffen ist.

Magnesium übernimmt hier die Funktion der Entzündungshemmung (wichtig für die Schilddrüse), Senkung der Allergiebereitschaft (Histaminüberschuss) und der Muskelentspannung. Magnesium sollte also ein täglicher Bestandteil sein. Ich empfehle dir ein Magnesiumcitrat einzunehmen, da dies eines der am besten verträglichen Wirkstoffe ist. Ein weiterer wichtiger Faktor ist das Steigern! Du fängst mit einer Kapsel z. B. à 300 mg an.

Ich würde dir empfehlen, deinen Körper sehr
genau zu beobachten.

Wenn alles normal ist, steigerst du auf 2 Kapseln und beobachtest weiter. Diese Steigerung machst du, bis du an deine Durchfallgrenze kommst. Dann nimmst du eine Kapsel weniger und bleibst bei dieser Erhaltungsdosis.

So hast du die Möglichkeit, deinen Magnesiumbestand von Grund auf aufzufüllen. Viele Menschen nehmen hin und wieder eine Kapsel. Da der Körper jedoch immer zuerst die lebenswichtigen Organe mit Magnesium versorgt, nämlich das Gehirn und das Herz, kommt es oft nie im restlichen Teil des Körpers an.

Magnesiummangel bemerkst du hauptsächlich durch:

— Schmerzen und Muskelzuckungen
— Frieren
— Traurigkeit
— Krämpfe
— Schlafstörungen (deshalb ist die Einnahme immer abends zu empfehlen)
— Konzentrationsschwierigkeiten
— Herzrhythmusstörungen

Wenn du jetzt gesteigert hast, aber das Gefühl hast, es kommt keine Durchfallgrenze, ist mit Sicherheit deine Leber eine große Baustelle. Hier ist es nun wichtig, auf Verdauungsenzyme zu setzen, um deine Verdauung optimal zu unterstützen. An dieser Stelle würde ich dir die Einnahme von Betain mit Pepsin empfehlen.

Dies hilft bei Magensäuremangel und ist eine sehr gute Unterstützung, um die Nahrung richtig aufzuspalten. Es hilft aber auch, deine Leber bei der Fettaufspaltung zu unterstützen.

Deine Verdauung sollte sich so normalisieren und du solltest regelmäßig auf die Toilette gehen können.

Was tun bei Durchfällen?

Auch bei Durchfällen, die sich vor allem am Morgen zeigen, ist Betain mit Pepsin einen Versuch wert, weil es sowohl die Aufspaltung von Eiweiß als auch Fetten unterstützt.

Du solltest sehr gut darauf achten, was du isst, worauf du reagierst und im Zweifelsfall einen Allergietest durchführen, um absolute Klarheit zu haben. Nur so weißt du mit Sicherheit, ob deine Durchfälle von Nahrungsmitteln kommen. Bitte beachte hier neben der Histaminintoleranz und Laktoseintoleranz auch die Fructoseintoleranz und die Sorbit-Unverträglichkeit.

Solltest du keine Allergien haben und trotzdem an Durchfällen leiden, rate ich dir auf jeden Fall, deinen Darm zu unterstützen und aufzubauen.

Ein sehr gutes Hilfsmittel ist hier der Hericium, ein Pilz aus der TCM, welcher dafür bekannt ist, die Magenschleimhaut, aber auch die Darmschleimhaut zu regenerieren.

Wie genau?

Die Top 7 der Unverträglichkeiten sind

Gluten	Milch
Milch	Erdnüsse
Soja	Eier
Mais	Tomaten

Ich empfehle dir, immer nur eines davon wegzulassen, um verfolgen zu können, ob es zu einer Verbesserung der Symptome kommt. Also lass zum Beispiel im ersten Monat Gluten weg und beobachte deinen Körper insbesondere auf Schmerzen, Konzentration, Blähbauch und Kopfschmerzen. Wenn du überhaupt gar keine Veränderung wahrnimmst, kannst du Gluten wieder integrieren und direkt nach dem Essen beobachten, wie es dir geht. Du merkst nach einer Auslassdiät sehr genau, ob dir die Sachen bekommen oder du wieder Symptome bekommst.

So gehst du weiter vor – jeden Monat lässt du ein neues Lebensmittel weg. Dies ist ein wichtiger Faktor, um deine Ernährung entzündungsarm zu halten und deine Antikörper zu senken.

Eine weitere wichtige Baustelle ist dann die Fettverdauungsstörung oder die Unfähigkeit, Proteine aufzuspalten. Dies macht sich vor allem in Fettstühlen bemerkbar, aber auch an Durchfällen oder Bauchschmerzen.

Du weißt wahrscheinlich nicht mal, dass es deinem Körper schwerfällt, Fette aufzuspalten, beziehungsweise dass er Probleme mit der Fettverdauung oder Eiweißaufspaltung (Galle, Bauchspeicheldrüse) hat.

Aber gerade hierfür ist es so wichtig, die Reaktion deines Körpers zu beobachten. Hattest du einen Grillabend mit viel Fleisch und hast danach Probleme, kannst du davon ausgehen, dass du kein Fett verträgst. Wenn du eine große Portion Eiweiß gegessen hast (z. B. Kartoffeln und Quark) und es dir danach schlecht geht, verträgst du entweder die Laktose oder das Kasein (Milcheiweiß) nicht, oder dein Körper ist nicht in der Lage, die Proteine aufzuspalten.

Woran erkennst du es?

— niedrige Elastase
— Bauchschmerzen
— Gewichtsverlust
— Gas und Blähungen, übelriechender, fettiger Stuhl
— häufiger Durchfall, gürtelförmige Bauchschmerzen

Hier musst du eine Zeit lang deine Bauchspeicheldrüse unterstützen, indem du Enzyme einnimmst. Es gibt sehr gute Enzympräparate, die meist unter Pankreas-Enzymen zu finden sind. Natürlich solltest du auch hier nochmal mit deinem Arzt sprechen, ob er noch entsprechende Untersuchungen einleiten kann. Ein weiterer wichtiger Faktor sind auch hier die Bitterstoffe – durch den bitteren Geschmack im Mund werden die Organe aufgefordert, andere Verdauungsenzyme zu bilden bzw. vermehrt auszuschütten.

Ernährung

Natürlich ist auch die Ernährung eine sehr wichtige Komponente, gerade weil Hashimoto mit vielen Unverträglichkeiten einhergeht bzw. es oft zu Verdauungssymptomen kommt. Ich kann mich gut daran erinnern, dass ich mich mit der Ernährung immer schwergetan habe, teilweise war ich schlussendlich völlig verwirrt und wusste gar nicht mehr, was richtig und was falsch ist.

Ich empfehle dir bei der Ernährung, die Umstellung in kleinen Schritten zu machen, denn je nachdem wie stark deine Nebennieren geschwächt sind, fällt es dir sicher nicht leicht, alle Sachen sofort komplett umzusetzen.

Etwas solltest du aber ganz genau wissen: Es gibt keine einheitliche Ernährungsempfehlung bei Hashimoto. Es gibt gespaltene Lager – die einen sind für Paleo, andere für Rohkost und wieder andere für Veganismus.

Alle Ernährungsformen haben gute Anteile, aber auch Anteile, die nicht für jeden stimmig sind.

Du wirst dich vielleicht wundern, warum es nicht ganz so viele Restriktionen bei mir gibt, aber ich habe so oft beobachtet, dass sonst die Freude am Essen gänzlich verloren geht. Freude solltest du aber haben – daher lass wirklich nur weg, was nötig ist.

Bei allen Ernährungsempfehlungen solltest du immer wissen, warum du etwas weglässt. Wenn dir klar ist, warum du etwas nicht mehr essen solltest, dann wird es dir auch leichter fallen, diese Sachen wegzulassen.

Hier nun meine fünf Ernährungsempfehlungen:

1. Lebensmitteltest

Mache einen IGG-Lebensmitteltest *(einen Link dazu findest du im Kapitel „Fibelmaterial")* und bekomme erst einmal Klarheit über deine Unverträglichkeiten. Es ist wichtig für dich zu wissen, worauf du reagierst, denn nur dann findest du eine Ernährung, die für dich stimmig ist. Warum ein IGG-Lebensmitteltest?

Es gibt mehrere Allergietests, zum Beispiel den IGE-Test. Das ist der gängige Test und gibt Aufschluss über die „normalen" Allergien.

Die IGG-Immunantwort ist interessanterweise aber die, welche auch die Antikörper bei Hashimoto anhebt – für uns also die aussagekräftigste. Des Weiteren sind diese Allergien keine Sofortallergien, das heißt, die Reaktion kann stundenweise, aber auch Tage später auftreten.

So oft schon habe ich erlebt, dass Frauen irgendwo gelesen haben, wie wichtig es wäre, dieses oder jenes nicht zu essen, z. B. ganz viel Obst und Gemüse. Doch paradoxerweise haben sie dann mitunter genau auf das Obst reagiert und damit immer wieder eine Reaktion provoziert.

Also mach dir zuerst ein Bild von deinen Unverträglichkeiten, besonders von jenen, auf die Hashimoto reagiert.

2. Vermeide Kaffee & Schwarztee

Hier kommt die Reaktion der Nebennieren zum Tragen. Sehr viele Hashimoto-Betroffene leiden unter Unruhe, Angst, Panik, Stimmungsschwankungen. Alles Symptome, die auf eine Nebennierenschwäche hindeuten. Gerade wenn bei dir die Nebennieren ganz stark betroffen sind, wirst du das Gefühl haben, dass es ohne Kaffee gar nicht geht. Dem ist aber nicht so – du solltest wirklich versuchen, auf Kaffee und Schwarztee zu verzichten. Deine Nebennieren müssen beim Genuss von Kaffee Stresshormone ausschütten, wie z. B. Cortisol. Oft sind sie aber schon so geschwächt, dass sie dazu gar nicht mehr in der Lage sind und so nur weiter geschwächt werden. Die Folge ist dann langfristig, dass du immer müder und erschöpfter wirst und es dir insgesamt immer schlechter geht.

Richte dich darauf ein und rechne damit, dass es zu Entzugserscheinungen kommen wird. Du wirst vermutlich die ersten drei bis vier Tage sehr müde sein und vielleicht auch leichte Kopfschmerzen haben. Aber das Durchhalten lohnt sich definitiv. Deine Unruhe wird enorm abnehmen, wenn nicht sogar gänzlich verschwinden.

Schwarztee solltest du ebenfalls weglassen, weil auch er Koffein enthält und hier kommen noch Fluoride hinzu, die deine Schilddrüse weiter schwächen.

Was ist erlaubt?
Kräutertee, koffeinfreier Kaffee, Wasser

3. Zucker weglassen

Ich denke, das wird der schwierigste Punkt für dich sein, aber Zucker wegzulassen ist essentiell, hat er doch eine stark entzündungsfördernde Wirkung und schwächt die Leber.

Es kann sein, dass dir der Zusammenhang zwischen Zucker und Symptomen gar nicht so wirklich klar ist – das wird aber klarer, wenn du den Zucker einmal weggelassen hast.

Sehr oft habe ich beobachtet, dass es nach Zuckergenuss zu einer erhöhten Entzündungsneigung kommt. Man fühlt sich kränklich. Man bekommt eine Erkältung, Gelenke tun weh und insgesamt ist man erschöpft und müde.

Wenn wir von Zucker sprechen, meine ich weißen und braunen Zucker. Zuckeralternativen wie Agavendicksaft, Kokosblütenzucker, Xylit, Stevia etc. sind in Ordnung.

Ein weiterer wichtiger Punkt ist die Verbesserung der Blutzuckerschwankungen. Es ist bei Hashimoto nicht unüblich, dass es starke Schwankungen im Blutzucker gibt. Diese bekommst du oft nur mit, weil du das Gefühl hast, unbedingt etwas essen zu müssen, dich nach Mahlzeiten müde fühlst bzw. Angst und Unruhe verspürst, wenn du längere Zeit nichts gegessen hast. Du wirst bemerken: Je länger du es schaffst, auf Zucker zu verzichten, desto weniger Blutzuckerschwankungen wirst du haben.

4. Iss regelmäßig!

Für dich und „dein" Hashimoto ist es unerlässlich, dass du lernst, sehr regelmäßig zu essen. Viele sind sich dessen gar nicht bewusst, aber mit Hashimoto leidest du meist unter starken Blutzuckerschwankungen. Vielleicht erinnerst du dich an den Werbespot, in dem es darum ging, dass jemand zickig und grantig wurde, weil er dringend etwas zu essen benötigte. So ähnlich kannst du dir das auch bei dir vorstellen. Die Symptome sind im Grunde, dass der Hunger/Appetit aus dem Nichts kommt und du das Gefühl hast, jetzt sofort etwas essen zu müssen. Des Weiteren kannst du dich vielleicht nicht gut konzentrieren und bist erschöpft, wenn du längere Zeit nichts gegessen hast.

Auch das sind Zeichen einer chronischen Unterzuckerung. Oder hast du schon mal versucht, eine Diät zu machen und du hast sie abgebrochen, weil es dir dabei gar nicht gut ging, weil du unruhig wurdest und dich schlecht fühltest? Das liegt auch am Unterzucker.

Ein wichtiger Punkt ist also das regelmäßige Essen.

Was bedeutet regelmäßig?

Du solltest alle zwei bis drei Stunden eine Kleinigkeit essen. Das kann Obst oder Gemüse sein. Das können Nüsse sein oder aber auch ein gekochtes Ei. Wichtig ist, dass du lernst, regelmäßig zu essen und deine Gewohnheiten zu überprüfen. Schau zum Beispiel, wann es dir schwerfällt, diese Regelmäßigkeit beizubehalten.

Ein wunderbarer Faktor ist, dass sich deine Stresstoleranz maßgeblich erhöht, je besser du das schaffst. Du verspürst weniger Unruhe und fühlst dich allgemein wohler.

Ich höre dich quasi schon sagen: „Aber ich nehme doch eh schon kontinuierlich zu." Genau hier liegt oft das Problem. Die meisten Hashimoto-Betroffenen trauen sich gar nicht mehr wirklich, normal zu essen. Sie essen immer weniger, weil sie denken, dass die Gewichtszunahme an ihrem Essverhalten liegt. Tut es aber oftmals gar nicht. Im Gegenteil: Je weniger du isst, desto weniger arbeitet deine Schilddrüse. Wenn du wenig isst, befindest du dich sozusagen in der „Hungersnot". Dein Körper muss Reserven bilden und konzentriert sich nur auf die notwendigen Systemfunktionen wie Gehirn und Herz. Je länger du das machst, umso mehr schwächst du dein System und allem voran deine Nebennieren. Diese sind nämlich auf Regelmäßigkeit beim Essen angewiesen.

5. Vermeide Gluten

Auch wenn es nicht in allen Fällen notwendig ist, so ist es doch ein Punkt, an dem man ansetzen kann. Hier kommen zwei Faktoren zum Tragen. Zum einen fördert Gluten Leaky Gut (durchlässiger Darm), welcher fast immer bei Hashimoto vorhanden ist. Wenn der Darm wieder in Ordnung ist, hast du bedeutend weniger Probleme mit Hashimoto.

Zum anderen belastet Gluten durch die Belastung des Darms eben auch dein Immunsystem und wie eingangs schon besprochen, ist dies ja das Grundproblem von Hashimoto.

Mach einen Versuch und verzichte 30 Tage auf Gluten. Danach versuche Kleinstmengen zu essen und achte auf die Symptome. Anders als man vielleicht denkt, macht Gluten nicht nur Magen-Darm-Probleme, sondern fördert auch Entzündungen im Körper. Daher rühren Symptome wie Brain Fog, Müdigkeit, Muskelschmerzen, Kopfschmerzen. Auch gibt es Sofortreaktionen, aber auch zeitversetzte Reaktionen, zum Beispiel am folgenden Tag.

Kommen wir zum sechsten und letzten Punkt der Ernährungsempfehlungen. Eine sehr wichtige Empfehlung ist das häufige warme Essen. Wie dir sicherlich beim Kapitel Körpertemperatur aufgefallen ist, ist deine Temperatur in der Regel nicht so hoch, wie die eines Menschen ohne Schilddrüsenprobleme. Umso wichtiger ist es, dass du viele warme Lebensmittel isst (siehe Kapitel „Körpertemperatur"). Je mehr du dich an die Empfehlung der vielen warmen Lebensmittel hältst, desto besser wird deine Temperatur und damit auch dein Wohlbefinden!

Unverträglichkeiten und Allergien

Neben den ganzen Unverträglichkeiten und Allergien gibt es noch fünf ganz signifikante Reaktionen bei Hashimoto, die keinem bestimmten Lebensmittel zuzuordnen sind, aber oft eine Rolle spielen, wenn es um diffuse Symptome geht. Hierbei handelt es sich um Histaminintoleranz und Oxalsäureintoleranz. Beides tritt sehr häufig in der Kombination mit Hashimoto auf.

Histaminintoleranz

Histamin ist ein biologischer Botenstoff unseres Körpers und an vielen Prozessen wie Magensaftsekretion, Erweiterung der Blutgefäße und Senkung des Blutdrucks beteiligt. Als Nervenbotenstoff (Neurotransmitter) reguliert Histamin unter anderem den Schlaf-Wach-Rhythmus, die Appetitkontrolle, die Lernfähigkeit, das Gedächtnis und die Emotionen.

Bei einer Histaminintoleranz kommt es zu einem Überschuss an Histamin. Es wird sowohl körpereigenes Histamin ausgeschüttet als auch mit der Nahrung freigesetzt. Ist der Abbau vom Histamin nun gestört und ein gewisser Grenzwert überschritten, kommt es zu Reaktionen.

Es entsteht eine sogenannte Pseudoallergie.

Zur körpereigenen Freisetzung von Histamin kommt es zum Beispiel durch physikalische Reize wie Verletzungen, Verbrennungen, Sonnenbrand, Sauerstoffmangel etc. Ein weiterer

Faktor für die Freisetzung von Histamin im Körper sind Medikamente, wie zum Beispiel Muskelrelaxantien, Röntgenkontrastmittel und Opiate. Ebenso wird Histamin in akuten Stresssituationen freigesetzt. Kommt es beispielsweise im Frühjahr zu Heuschnupfen, ist die körpereigene Histaminaktivität deutlich erhöht und man verträgt weniger histaminhaltige Lebensmittel über die Nahrung.

Welche Symptome hat man bei einer Histaminintoleranz?

- Haut: Nesselsucht, Juckreiz, Flash (aufsteigende Hitze, rotes Gesicht)
- Gehirn: Schwindel, Erbrechen, starke Müdigkeit, Kopfschmerzen
- Herz-Kreislauf-System: Herzrasen, Herzstolpern, hoher Puls, niedriger Blutdruck
- Magen-Darm-Trakt: Bauchschmerzen oder Krämpfe, Durchfall und Blähungen
- Genitaltrakt: starke und schmerzhafte Blutung
- Atemtrakt: laufende oder verstopfte Nase, Atemprobleme (nicht tief genug Luft holen können)

Drei Lebensmittelgruppen, die bei Hashimoto eine Rolle spielen:

- Lebensmittel, die das DAO blockieren – dieses Hormon ist für den Abbau von Histamin im Körper wichtig
- Lebensmittel, die Histamin im Körper freisetzen
- histaminreiche Lebensmittel

Liste von Lebensmitteln mit sehr hohem Histamingehalt:

- Fisch: Makrele, Hering, Sardine, Thunfisch
- Käse: Gouda, Camembert, Cheddar, Emmentaler, Swisstaler, Parmesan
- Fleisch: Wurst, Salami, geräucherter Schinken
- Gemüse: Sauerkraut, Spinat, Aubergine, Tomaten, Avocado
- Alkohol: Rotwein, Weißwein, ober- und untergäriges Bier, Champagner
- Sonstiges: Rotweinessig, Sojasauce, Hefepräparate

Diese Lebensmittel setzen Histamin im Körper frei

- Zitrusfrüchte, Erdbeeren
- Tomaten, Tomatenpüree, Ketchup, Tomatensaft
- Schokolade, Kakao
- Meeresfrüchte (Muscheln, Krebs)
- Nüsse (vor allem Walnüsse und Cashewnüsse)
- Alkohol und sein Abbauprodukt Acetaldehyd

Lebensmittel, welche die Freisetzung von DAO blockieren

- Alkohol
- Kakao
- schwarzer und grüner Tee
- Mate-Tee
- Energy-Drinks

Versuch, dich anfangs so zu ernähren, dass du diese Lebensmittel für 30 Tage vollkommen meidest. Danach solltest du die Lebensmittel nach und nach wieder in deine Ernährung aufnehmen.

Wichtig ist, dass du diese mit quercetinhaltigen Kräutern oder Lebensmitteln kombinierst. Quercetin ist ein natürliches Antihistaminikum. Bei ganz starker Histaminintoleranz gibt es Quercetin auch zur Einnahme in Kapselform.

Welche Lebensmittel enthalten Quercetin?

— dunkle Beeren: Heidelbeeren, Brombeeren, schwarze Johannisbeeren
— dunkle Kirschen
— rote Weintrauben
— Äpfel
— Preiselbeeren
— Chiasamen
— Zwiebeln (wenn verträglich)
— Estragon, Wasserkresse, Schnittlauch, Koriander, Liebstöckel, Dill

Auch auf eine gute Magnesiumversorgung solltest du achten, weil Magnesium ebenfalls ein natürliches Antihistaminikum ist. Je mehr Magnesium du in deinem Körper hast, desto weniger reagierst du auf das Histamin.

Oxalsäure

Kommen wir nun zum Thema Oxalsäure. Oxalsäure befindet sich in vielen Lebensmitteln. Auch für gesunde Menschen ist Oxalsäure in großen Mengen gesundheitsschädlich. Bei Hashimoto reagieren die Betroffenen nicht mehr nur auf große Mengen, sondern sie reagieren bereits auf Kleinstmengen sensibel. Es kommt zu diffusen Symptomen wie Hautausschlag, Müdigkeit, Bauchschmerzen und Durchfall. Ein typisches Beispiel ist hier der Rhabarber. Dieser enthält von Natur aus relativ viel Oxalsäure, deshalb sollte dieser nach einem bestimmten Datum nicht mehr geerntet werden.

Oxalsäure ist nicht nur in Lebensmitteln enthalten, sondern entsteht auch bei verschiedenen Stoffwechselprozessen, wie zum Beispiel dem Abbau von Aminosäuren. Bei einem intakten Darm kann der Körper relativ gut mit Oxalsäure umgehen, ist der Darm jedoch geschädigt, kommt es immer mehr zu einer Sensibilität.

Lebensmittel mit Oxalsäure sind zum Beispiel:

Spinat, Rhabarber, Rucola, Mangold, Sauerampfer, Rote Beete, Sternfrucht, Nüsse, wie Mandeln, Cashew oder Erdnüsse, schwarzer Tee, Kakao.

Fructoseintoleranz

Die Fructoseintoleranz wird bei Hashimoto eher selten miteinbezogen. Dabei spielt sie eine größere Rolle als man denkt. Ich selbst hatte jahrelang starke Probleme mit Fructose und muss auch heute noch darauf achten, wenn es zu viel wird.

Die Symptome der Fructoseintoleranz sind eher unspezifisch. Deshalb wird Fructoseintoleranz häufig viel zu spät erkannt. Die Betroffenen haben über Jahre Probleme und können diese keinem Lebensmittel zuordnen.

Wichtig ist hierbei zu wissen, dass Fructoseintoleranz nicht nur körperliche Symptome, sondern auch psychische Symptome verursacht. Gerade wenn man auf ein Lebensmittel reagiert, kommt häufig auch Angst hinzu. Dies kann sich bis zu depressiven Schüben ausweiten.

Bei einer Fructoseintoleranz wird die Fructose nicht richtig vom Darm absorbiert. Die Fructose verbleibt im Dickdarm und wird dort von Bakterien abgebaut. Dies fördert die Entstehung von Gasen und kurzkettigen Fettsäuren, welche die typischen Symptome einer Nahrungsmittelintoleranz wie Blähungen und Bauchschmerzen mit sich bringen. Die Symptome treten typischerweise 30–90 Minuten nach einer Mahlzeit auf.

Häufig ist auch der Tryptophan-Stoffwechsel geschädigt. Daher kommt es zu den psychischen Symptomen.

Kurzfristig auftretende Symptome können unter anderem die Folgenden sein:

— Blähungen (manchmal mit entsprechenden, meist unangenehm riechenden Darmgasen)
— Übelkeit
— Völlegefühl
— Erbrechen
— breiiger Stuhl bis hin zu Durchfall
— Verstopfung
— Bauchschmerzen und/oder Krämpfe

Des Weiteren kann es auch zu folgenden diffusen Symptomen kommen:

— Kopfschmerzen
— Reflux
— Müdigkeit
— Abgeschlagenheit
— Schlafprobleme
— Schwindel
— Mundgeruch

Fructoseintoleranz wird über die Atemluft gemessen. Dies kannst du auch zu Hause mit einem Test durchführen. Solltest du ein positives Testergebnis erhalten haben, würde ich dir dringend empfehlen, die ersten vierzehn Tage komplett auf Fructose zu verzichten. Hierzu solltest du wissen, dass nicht nur Obst Fructose enthält, sondern auch einige Gemüsesorten. Nach diesen vierzehn Tagen solltest du beobachten, welches Obst du gut verträgst und welches Gemüse dir gut bekommt.

Hier mal ein grober Plan für dich als Einstieg.

Fructosehaltige Lebensmittel:

— Früchte
— Obst
— viele Gemüsesorten wie z. B. Erbsen, Karotten, Tomaten, Bohnen, Broccoli, Kürbis, Artischocken, Auberginen, Kohlrabi, Weiß-, Rotkohl, eingelegtes Gemüse und Zwiebeln
— alles, was gesüßt ist, z. B. mit Früchten, Honig, Agavendicksaft

- Fruchtjoghurt
- Kondensmilch
- fertige Kräuteraufstriche/Käse
- Haferflocken
- Vollkornprodukte
- aus ganzen Körnern gezuckerte Fertigbreie
- Backwaren, die Zucker oder Hefe enthalten, z. B. Brot, Brötchen und Fertigkuchenmischungen

Eine Fructoseintoleranz erhöht das Risiko für SIBO (siehe Kapitel „Darm") enorm. Auch eine nicht alkoholische Fettleber wird hiermit in Verbindung gebracht. Die Fettsäuren, die durch die bakterielle Zersetzung aus Fructose entstehen, werden in Triglyceride eingebaut. Durch diesen Prozess wird die Entstehung einer nicht alkoholischen Fettleber gefördert.

Sorbitintoleranz

Auch Sorbit-Intoleranz ist eine der häufigen Unverträglichkeiten bei Hashimoto. Beim Sorbit handelt es sich um einen Zuckeraustauschstoff. Anders als bei Fructoseintoleranz treten hier die Symptome erst drei bis vier Stunden nach dem Essen auf.

Typische Symptome hier:

— Durchfälle
— Blähungen
— Aufstoßen
— krampfartige Bauchschmerzen
— Übelkeit
— Fettstühle
— Mundgeruch

Auch hier erfolgt die Diagnose über einen Atemtest.

Es lohnt sich absolut an dieser Stelle endlich in dich zu investieren, da du dann absolute Klarheit hast, warum du ständig mit Darmkrämpfen zu tun hast. Das Schlimmste ist, wenn du ständig Bauchschmerzen oder Durchfall hast und keine Ahnung, woher das kommt.

Das Ende vom Lied ist meist, dass man sich gar nicht mehr traut, irgendetwas zu essen – das kann ich aus eigener Erfahrung bestätigen.

Jodsensitivität

Dieses Thema ist ein Dauerbrenner, es gibt kaum ein Thema bei Hashimoto, wo sich die Geister so sehr scheiden wie bei Jod. Allgemein gilt auch hier: Der individuelle Weg ist der richtige. Experimente sind hier definitiv nicht ratsam. Obwohl es einem Teil der Hashimoto-Betroffenen mit Jod besser geht, fühlen sich andere unter Jodeinnahme extrem schlecht und auch ihr Allgemeinzustand verschlechtert sich rapide.

Woher kommt diese gespaltene Meinung? Jod ist grundsätzlich sehr wichtig für die Bildung der Schilddrüsenhormone. Aus Jod, Aminosäuren und Selen werden Schilddrüsenhormone gebildet. Das heißt, ganz ohne Jod bekommt man seine Schilddrüsenwerte nicht in den Griff. ABER größere Mengen Jod lösen eine Entzündungsreaktion aus, was gerade im Fall von Hashimoto natürlich oft zu einem Schub führt.

Viele Hashimoto-Betroffene berichten über eine Jodsensitivität, was bedeutet, dass bereits Kleinstmengen dazu führen, dass es zu einem Unruhegefühl, Krankheitsgefühl oder Unwohlsein kommt. Diese Jodsensitivität entsteht auf der Grundlage von Nährstoffmängeln, da um Jod gut vertragen zu können, genug Vitamine und Nährstoffe da sein sollten. Es macht also auch hier Sinn, erst einmal alle Nährstoffe aufzufüllen, beispielsweise über Gerstengras oder Heidelbeerpulver. Wenn du dies längere Zeit getan hast, kannst du Kleinstmengen an Jod probieren und deine jeweilige Toleranz austesten.

Wann solltest du gänzlich auf Jod verzichten?

Wenn du Jod eingenommen hast, egal ob mit Kontrastmittel oder im Selbstversuch, und eine rapide Verschlechterung bemerkst, solltest du vorerst auf alles verzichten, was große Mengen Jod enthält, wie zum Beispiel Algen, Sushi und Fisch.

Typische Symptome des Jodmangels:

— Kropf (Vergrößerung) der Schilddrüse
— Knotenbildung

Weitere Symptome, die auch mit einem Jodmangel in Verbindung stehen können:

— Antriebsschwäche
— extreme Müdigkeit
— Wachstums- und Entwicklungsstörungen bei Kindern
— Konzentrationsstörungen
— Kälteempfindlichkeit
— Enge- und Druckgefühl im Hals
— Atem- und Schluckbeschwerden
— Hautveränderungen (feuchte bzw. trockene Haut)

Es ist also enorm wichtig, ein gutes Gleichgewicht hinzubekommen — nicht zu viel, aber auch nicht zu wenig. Damit hältst du deine Schilddrüse am gesündesten.

Viele Lebensmittel enthalten von Natur aus Jod wie Eier, grünes Blattgemüse, Fisch, Milchprodukte, aber auch Erbsen und Brokkoli. Du solltest zuallererst schauen, dass du deinen Jodgehalt über die Ernährung deckst und alles auf Verträglichkeit überprüfst.

Ein wichtiger Marker ist z. B., wie du dich am Meer fühlst. Besser oder schlechter? Wenn es dir schlechter geht, kann das durchaus am Jodgehalt in der Luft und im Wasser liegen.

Das gilt auch für das Schwimmbad oder die Salzgrotte – dort kann es auch zu ähnlichen Symptomen kommen.

Um zu schauen, ob du jodsensibel bist, solltest du z. B. nach einer Fischmahlzeit deinen Körper gut beobachten. Es kann sein, dass es zeitverzögert, also einen Tag später, zu Kopf- und Nackenschmerzen kommt oder aber auch zu einem starken Krankheitsgefühl. Dies kann auf das Jod im Essen zurückzuführen sein. Sollte dies der Fall sein, gehst du erstmal auf die weniger jodhaltigen Lebensmittel und füllst deinen Nährstoffbedarf sehr gut auf.

Symptome eines Jodüberschusses

— erhöhte TPO-AK Werte
— Schnupfen („Jodschnupfen"),
— Konjunktivitis (Entzündung der Bindehaut)
— Bronchitis
— akut auftretender Hautausschlag
— Kopfschmerzen
— Gastroenteritis (Durchfälle)

Nochmal zusammengefasst:

Bei Jodsensibilität Jod meiden.

Wenn keine Jodsensibilität vorhanden ist, langsam an die Lebensmittel mit höherem Jodgehalt herantasten und auf die Symptome achten.

Nährstoffe

Du hast wahrscheinlich schon viele, viele Tipps zu diesem Thema gelesen und auch schon ausprobiert. Die meisten Menschen versuchen Hashimoto nur über die Nährstoffe zu behandeln. Dies allein funktioniert nicht, aber die Behandlung mit Nährstoffen macht ca. 20 % deines Erfolges aus und daher ist auch

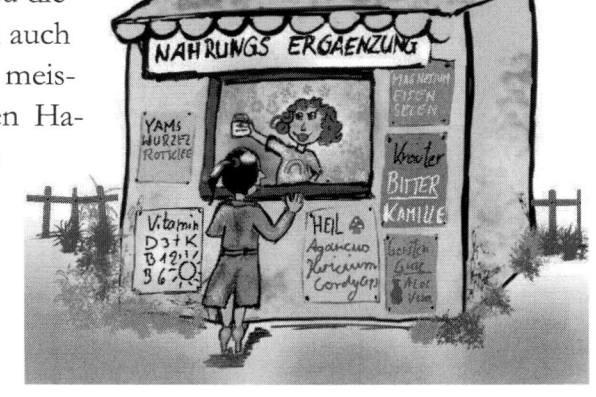

dies ein wichtiger Teilschritt, damit du dich wohlfühlst.

Lass uns gemeinsam einige wichtige Nährstoffe durchgehen. Du wirst zu jedem Nährstoff auch eine Liste mit Symptomen bekommen. So ist es für dich leichter rauszufiltern, welcher Nährstoff dir gerade fehlt und zu erkennen, welche Nährstoffe du gerade brauchst bzw. auffüllen solltest.

Über Jod haben wir im vorherigen Kapitel gesprochen, daher kommt es in dieser Liste nicht vor.

Selen

Selen ist in aller Munde, wenn es um Erkrankungen wie Hashimoto geht. Selen nimmt einen wichtigen Stellenwert in der Hashimoto-Behandlung ein, da es ein wichtiges Element ist, welches an der Bildung der Schilddrüsenhormone beteiligt ist. Wichtig ist jedoch, dass du einen Mangel hast. Der Mangel entsteht oft durch die Verdauungsproblematik, wie im vorangegangenen Kapitel besprochen, oder aber durch eine selenarme Ernährung.

Selen senkt deine Antikörper zumindest in dem Zeitraum, in welchem du es einnimmst. Wichtig hierbei zu wissen: Sobald du mit der Seleneinnahme aufhörst, gehen die Antikörper meist wieder hoch. Anders als bei vielen Vitaminen sollte man bei Selen darauf achten, dass du nicht zu viel einnimmst, denn auch ein Zuviel macht Symptome.

Symptome bei Selenmangel:

– Krankheitsanfälligkeit
– Fingernägel mit weißen Flecken
– schuppige und blasse Haut
– Haarausfall
– Störung der Leber
– Muskelschwäche/Gelenkbeschwerden
– Bluthochdruck und weitere Herzprobleme
– Müdigkeit

Bitte schau bei Selen, ob du wirklich einen Mangel hast, denn ein Zuviel an Selen steigert das Risiko für Diabetes. Hier sollten wir wirklich vorsichtig sein, da wir dies sehr häufig als Zweiterkrankung bei Hashimoto finden – zumal der Blutzucker sehr häufig eine große Baustelle ist.

Solltest du dir unsicher sein oder einfach noch
nicht wissen, ob du einen Mangel hast, kannst
du deine Selenzufuhr durch das Essen von Para-
nüssen erhöhen. Oder du nimmst Selen als Kur
ein, zum Beispiel für vierzehn Tage, und machst
dann wieder eine längere Pause.

Magnesium

Dies ist in der Behandlung von Hashimoto ebenfalls unerlässlich und du solltest es dauerhaft einnehmen. Die Magnesiumversorgung ist meist sehr schlecht und unser Körper braucht mit
Hashimoto das Magnesium sehr dringend.

Ein typisches Magnesiummangel-Symptom ist das
Frieren. Wer friert, sollte immer zuerst mit der Magnesium-
einnahme beginnen und schauen, ob sich seine Symptome
legen. Magnesium ist auch bei gesunden Menschen einer der
wichtigsten Mineralstoffe, aber bei Hashimoto kommt ihm
nochmals ein besonderer Stellenwert zu.

In Studien zum Zusammenhang zwischen Hashimoto
und Magnesium wurde festgestellt, dass hohe TPO-AK-Werte
häufig mit Magnesiummangel zusammenhängen, aber auch die
Schilddrüsenunterfunktion an sich deutlich von der Einnahme
von Magnesium profitiert.

**Kommen wir zu den typischen
Magnesiummangelsymptomen:**

— übermäßiger Stress
— Probleme beim Einschlafen
— Muskelzuckungen
— Prämenstruelles Syndrom

- Krämpfe
- Restless Legs
- Herzstolpern, Herzrasen oder Herzklopfen
- Depression oder schlechte Laune
- Reizbarkeit oder Angst
- Schwierigkeiten beim Konzentrieren
- häufige Kopfschmerzen oder Migräne
- Probleme beim Schlucken
- Sodbrennen
- Empfindlichkeit gegenüber lauten Geräuschen
- Erschöpfung
- Verstopfung

Bei Magnesium ist es wichtig, dass du auf die Darreichungs-form achtest. Bitte nimm hier kein „günstiges" Präparat.

Im Kapitel „Fibelmaterial" findest du
Empfehlungen, die wir ständig erweitern.

Die Aufnahmefähigkeit hängt häufig von der Zusammensetzung ab. Wenn du schnell Durchfall bekommst, dann kannst du nicht so viel einnehmen, wie vielleicht für dich nötig wäre. Hier mal eine Übersicht über Magnesiumarten und ihre Wirkung:

MAGNESIUM BISGLYCINAT/GLYCINAT

- nicht abführend
- besserer Schlaf

MAGNESIUMMALAT

- gibt Energie
- für viele Menschen zu stimulierend (Unruhe)

MAGNESIUMOXID

- schlechte Aufnahme
- abführend

MAGNESIUMCITRAT

- besserer Schlaf / entspannend
- leicht abführend

MAGNESIUMTHREONAT

- passiert die Blut-Hirn-Schranke (wichtig für unruhige, ängstliche Menschen)
- schlechte Bioverfügbarkeit

Ich empfehle dir, das für dich passende Präparat rauszusuchen, denn so kannst du sicher gehen, dass auch die richtige Wirkung in deinem Körper erzielt wird. Wieder meine Empfehlung, mit dem Magnesium ruhig bis zu deiner Durchfallgrenze zu gehen und dann etwas weniger zu nehmen. Das können manchmal schon zwei bis drei Kapseln sein, wenn dein Körper einen solch hohen Bedarf hat.

Eisen

Eisen ist besonders wichtig, da es für die Bildung von Schilddrüsenhormonen benötigt wird und gerade bei Frauen mit Hashimoto und starker Periode oftmals sehr im Mangel ist. Eisen ist aber auch enorm wichtig für viele Stoffwechselprozesse und die Sauerstoffversorgung, daher kommt auch das Symptom der Erschöpfung oder Müdigkeit in diesem Zusammenhang sehr oft vor. Hier solltest du unbedingt auf deinen Ferritinwert achten. Dieser sollte im oberen Referenzbereich liegen.

Normale Ferritinwerte für Frauen liegen zwischen 12 und 150 ng/ml.

Der optimale Ferritinspiegel für Menschen mit Schilddrüsenfunktionsstörungen liegt zwischen 90 und 110 ng/ml.

Hierbei ist es sehr wichtig, dass du selbstständig auf deine Werte achtest und sie dir auch immer vom Arzt mitgeben lässt. So kannst du dir selbst ein gutes Bild machen, ob dein Wert im richtigen Bereich liegt.

Ein weiterer wichtiger Faktor bei Eisen ist die Einnahmeform. Gängige Eisenpräparate werden gerade bei Hashimoto (Baustelle Magen) oft gar nicht vertragen, bzw. verschlimmern einige Symptome enorm. Ich empfehle dir auf jeden Fall ein chelatiertes Eisen zu nehmen, da es hier am wenigsten Nebenwirkungen gibt, du damit aber sehr gut aufbauen kannst.

Symptome bei Eisenmangel:

– Müdigkeit und Abgeschlagenheit
– Vergesslichkeit und Konzentrationsschwäche
– körperliche Leistungseinbußen / Kurzatmigkeit
– Blässe
– Haarausfall
– brüchige Nägel / eingerissene Mundwinkel
– Infektanfälligkeit
– Depressionen und Ängstlichkeit
– Restless-Legs-Syndrom und Schlafstörungen

Bei der Einnahme von Eisenpräparaten solltest du einen gewissen Abstand zu Lebensmitteln und anderen Nahrungsergänzungsmitteln beachten, um eine gute Aufnahme zu gewährleisten.

Vitamin D

Vitamin-D-Mangel tritt gehäuft bei Autoimmunerkrankungen auf. Oftmals ist der Vitamin-D-Wert auf einem solch niedrigen Level, dass eine Einnahme von Vitamin D unerlässlich ist. Vitamin D hat so viele tolle Eigenschaften, die uns bei Hashimoto sehr zugutekommen. Es reguliert die Immunantwort.

Denke an das erste Kapitel, in dem es ja genau
um dieses Problem bei Hashimoto geht.

Vitamin D verhindert auch ein Überwuchern von Viren, wie z. B. mit dem Epstein-Barr-Virus.

Es ist zwar nicht 100%ig bewiesen, aber es wird auch vermutet, dass Vitamin D einen starken Einfluss auf die Bildung von Antikörpern hat, im positiven Sinne.

Auch hier gibt es wieder einiges zu beachten. So sollte Vitamin D im besten Fall immer mit Vitamin K eingenommen werden, da viele Menschen auch einen Vitamin-K-Mangel haben. Eine ausreichende Vitamin-K-Versorgung kann arterielle Verkalkung verhindern und mehr Kalzium in den Knochen fördern, was bei Osteoporose wichtig ist.

Symptome bei Vitamin-D-Mangel:

— Ermüdung
— Knochenschmerzen
— Rückenschmerzen
— Muskelschmerzen und Schwäche
— häufige Krankheiten oder Infekte
— Depressionen
— beeinträchtigte Wundheilung
— Osteoporose
— Haarausfall

Vitamin B12

Vitamin B12 ist viel wichtiger, als wir zunächst denken. B12 ist für uns als Hashimoto-Betroffene ein riesengroßer Faktor. Da der Magen die häufigste „Baustelle" ist und hier die Aufnahme vom Vitamin B12 stattfindet, erschließt sich, warum ein Mangel an B12 oft vorhanden ist.

B12 wird über die Magenschleimhaut aufgenommen, wenn sie intakt und gesund ist, stellt dies kein Problem dar. Gibt es aber schon hier ein Problem wie chronische Entzündungen, zu wenig oder zu viel Magensäure oder Nahrungsmittelunverträglichkeiten, dann kann dies ein Grund sein, warum du kein B12 aufnehmen kannst.

Symptome bei Vitamin-B12-Mangel:

— Sensibilitätsstörungen bis hin zu Lähmungen
— eingeschlafene Arme oder Beine nachts oder beim unbequemen Sitzen
— brennende Zunge
— Kribbeln in Armen und Beinen
— Gangunsicherheit, erhöhte Sturzneigung
— Muskelschwäche
— Müdigkeit, Konzentrationsschwäche
— Kopfschmerzen
— Depression

Für die B12-Einnahme empfehle ich dir Methylcobalamin in Tropfen- oder Tablettenform. Hier erfolgt die Aufnahme über die Mundschleimhaut, wodurch die Bioverfügbarkeit sehr gut ist. Solltest du eine Aufnahmestörung haben und bereits sehr niedrige B12-Werte, empfehle ich dir eine tägliche Einnahme von 500 – 1000 µg pro Tag.

Optimale Normwerte: 800 pg/ml

Zink

Um die Aufnahme komplett zu machen, darf auch das Zink nicht fehlen. Zink beeinflusst die Aktivität von mehr als 200 Enzymen in unserem Körper.

Bitte beachte, dass Kupfer, Eisen und Zink nie zusammen eingenommen werden sollten, da es zu Wechselwirkungen und einer starken Beeinträchtigung der Aufnahme kommen kann.

Zink spielt eine zentrale Rolle in der Immunantwort und Darmgesundheit, aber auch in der Verstoffwechselung von Schilddrüsenhormonen, explizit in der Umwandlung von fT4 in fT3. Dies zeigt, warum es so wichtig ist, auch seinen Zinkhaushalt im Blick zu behalten.

Ein größeres Risiko für Zinkmangel hast du oft bei hohen TSH-Werten, da Zink verbraucht wird, um den TSH anzuheben. Aber auch bei Magen- und Darmproblemen oder Schwierigkeiten in der Absorption sind die Zinkvorräte oft rasch erschöpft.

Symptome bei Zinkmangel:

— Durchfall
— Haarausfall
— Appetitlosigkeit
— Hautprobleme (Akne, Hautausschläge, Krebsgeschwüre, Fußpilz)
— Depressionen
— Sehstörungen
— unerklärlicher Gewichtsverlust
— mangelnde Konzentration
— Geschmacks- und Geruchsstörungen
— dünne, spröde, schälende oder weiß gefleckte Nägel
— geschwächtes Immunsystem
— Allergien
— häufige Erkältungen
— Infektionen der Atemwege

Die Dosierung sollte bei ca. 20 – 30 mg pro Tag liegen. Wenn du auch Eisen benötigst, solltest du dies im Wechsel einnehmen – einen Tag Eisen und einen Tag Zink.

Vitamin B1 – Thiamin

Auch wenn hier als letztes genannt, ist dieses Vitamin ebenfalls ein unheimlich wichtiges fürs Wohlbefinden. Alle B-Vitamine, auch das B1, sind neurotrop, das heißt, sie sind wichtig für das Nervensystem. Außerdem hat B1 die Aufgabe der Energie-produktion, des Kohlenhydrat-Stoffwechsels und der gesunden Funktion von Muskeln und Nerven. Auch für eine positive Grundstimmung ist B1 unerlässlich.

Vitamin-B1-Mangelsymptome:

— Schlafstörungen
— Gewichtsverlust
— Appetitlosigkeit
— Übelkeit
— Herz-Kreislauf-Versagen
— Muskelschwäche
— Muskellähmungen
— Muskelschmerzen
— Wadenkrämpfe

Bei Vitamin B1 würde ich dir empfehlen, bei einer geringeren Dosierung zu starten: Mit ca. 50–100 mg pro Tag. Bei einem sehr hohen Bedarf kannst du das B1 bis 400 mg steigern. Du bekommst sehr schnell mit, ob du eine Verbesserung durch das B1 erreichst.

Hashimoto in den Jahreszeiten

Dir wird vielleicht schon aufgefallen sein, dass es Jahreszeiten gibt, wo du dich besser fühlst und Jahreszeiten, wo du dich schlechter fühlst. Das ist keine Einbildung, sondern dahinter steht ein biochemischer Prozess, der dein Wohlbefinden beeinflusst. Dieses Kapitel soll dir helfen, besser durch die Jahreszeiten zu kommen und zu wissen, was du wann anpassen musst.

<u>Frühling</u>

Fangen wir mit dem Frühling an: Die meisten Hashimoto-Betroffenen fühlen sich in dieser Jahreszeit am wohlsten. Hier herrschen angenehme Temperaturen, es wird wieder heller und man ist häufiger draußen. Doch auch wenn du dich gerade sehr gut fühlst, solltest du diese Jahreszeit nutzen, um dich um deine Leber zu kümmern. Denn je besser deine Leber funktioniert, umso besser wird es dir auch für den Rest des Jahres gehen.

Was ist zu tun?

Prüfe die Dosis deiner Schilddrüsenmedikamente. Passt sie noch? Erscheint sie dir zu hoch, dann solltest du sie anpassen.

Des Weiteren solltest du den Frühling nutzen, um deine Leber zu unterstützen. Hierzu empfehle ich dir vor allem Bitterstoffe wie Artischocke und Löwenzahn. Du kannst auch direkt den frischen Löwenzahn verarbeiten – das ist eine großartige Unterstützung.

Sommer

Auch wenn du dich im Sommer wohler fühlst, weil es warm ist und die Sonne viel scheint, solltest du dir klar darüber sein, dass es bei Hashimoto eine Wärme- oder Hitzeunverträglichkeit gibt. Der Körper ist ab einer Außentemperatur von 30 Grad nicht mehr in der Lage, die Körpertemperatur zu regulieren. Viele Betroffene fühlen sich hier extrem ausgelaugt und haben oft sogar Magen-Darm-Beschwerden.

Ein Tipp, den du über das ganze Jahr berücksichtigen solltest, ist deine Körpertemperatur zu trainieren, beziehungsweise die Anpassung.

Dies erreichst du vor allem durch kaltes Duschen. Es ist sinnvoll, den Duschvorgang mit 15 Sekunden Kaltduschen abzuschließen. Tust du dies über einen längeren Zeitraum, merkst du deutlich, dass deine Temperaturanpassung besser wird. Du verträgst hohe Temperaturen besser. Im Winter machen dies viele mit regelmäßigen Saunagängen – auch dies kann ich dir uneingeschränkt empfehlen.

Was ist zu tun?

Kokoswasser ist eine gute Hilfe, um den Körper kontinuierlich mit Elektrolyten zu versorgen. Solltest du am Meer Urlaub machen, so ist es wichtig, dich vorher sehr gut mit Nährstoffen zu versorgen. Solltest du am Meer dennoch unruhig werden und Beschwerden wie Muskelschmerzen, Kopfschmerzen, Unruhe, Angst oder Panik verspüren, dann solltest du deine Schilddrüsentabletten-Dosis etwas nach unten anpassen.

Gerade wenn man einen Aufenthalt am Meer hat, wird durch die Atemluft, aber auch das Baden im Meerwasser, vermehrt Jod im Körper aufgenommen, und dies kann zu einer Überfunktion führen.

Du solltest nach deinem Urlaub dann wieder zu deiner ursprünglichen Schilddrüsentabletten-Dosis zurückkehren.

Achtung, dies haben nicht alle Menschen mit Hashimoto – du solltest also erst überprüfen, wie es dir am Meer geht.

Herbst

Der Herbst war für mich persönlich schon immer grausig. Sobald es stetig dunkler wurde, wartete ich darauf, dass es mir schlechter ging. Genauso wartete ich den ganzen Winter über sehnsüchtig auf die Sonne und den Frühling.

Nichtsdestotrotz ist auch der Herbst noch eine angenehme Jahreszeit für alle Betroffenen, denn auch hier gibt es keine großen Temperaturschwünge (sehr heiß oder sehr kalt). Hier ist der ideale Zeitpunkt, um deine Nebennieren zu stärken und dich um dein Wohlbefinden zu kümmern.

Die Nebennieren reagieren auf die dunkle Jahreszeit und auf die Kälte. Je mehr der Herbst voranschreitet, desto mehr fällt dir eine Schwäche der Nebennieren auf. Sie brauchen also an dieser Stelle deine Unterstützung. Bitte gehe zum Kapitel „Nebennieren", um nochmal genau zu schauen, worauf du jetzt achten solltest.

Was ist zu tun?

Du solltest dich hier gut mit Vitamin D versorgen. Der Körper schafft es ab dieser Jahreszeit nicht mehr, es selbst zu produzieren – also spätestens jetzt solltest du dir ein gutes Vitamin-D-Präparat besorgen. Neben Vitamin D ist der Cordyceps, ein Vitalpilz, der hauptsächlich für die Unterstützung der Nebennieren von großer Bedeutung ist, eine sehr gute Unterstützung für die Herbstzeit. Das heißt für dich, wenn du hier gut „vorarbeitest", schaffst du eine gute Grundlage für den Winter.

Winter

Der Winter ist oft eine echte Tortur. Man ist müder, antriebsloser, die Stimmung ist gedämpfter. Dies hat mit einer Art „Winterschlaf" zu tun. Du kannst es dir wirklich so vorstellen, dass dein Körper alle Vorgänge dämpft. Es fehlt an Licht, an Wärme und an Sonne. Es gibt einige Studien zu diesem Thema: Tiere, die Winterschlaf halten, bei denen fahren die Schilddrüsenwerte zurück. Also passt sich auch der Körper dem Winterschlaf an.

Da du jedoch keinen Winterschlaf hältst, ist es gerade in dieser Phase sehr wichtig, achtsam mit dir zu sein und dir Zeit für dich zu nehmen. Die Nebennieren reagieren relativ schnell auf das fehlende Licht und die Kälte.

Was ist zu tun?

Schilddrüsentabletten-Dosis anpassen: Du solltest wirklich prüfen, ob du in die Unterfunktion rutschst und gegebenenfalls deine Dosis etwas nach oben anpassen. Dein Körper braucht durch die Kälte mehr Schilddrüsenhormone als im Sommer.

Vitamin D ist auch im Winter ein Muss! Weiter solltest du dich unglaublich gut mit Nährstoffen versorgen. Das gelingt am besten über Gerstengras, da es eine hohe Nährstoffdichte hat, kein Jod enthält und deinem Körper hilft, durch den Winter zu kommen. Den Cordyceps kannst du über die Wintermonate sehr gut weiterführen, um eine optimale Nebennierenunterstützung zu gewährleisten.

Psyche

Eines der Symptome, welches von den Betroffenen und auch von mir selbst als am schlimmsten wahrgenommen wurde, ist die Auswirkung auf die Psyche.

Dazu zählen Ängste, Panik, Traurigkeit, Wut, Gereiztheit, weinerlich sein, Depressionen usw.

Die Aussage der Ärzte hierzu ist meist: „Es kommt nicht vom Hashimoto." Deshalb ist das am häufigsten verschriebene Präparat bei Hashimoto, neben den Schilddrüsenmedikamenten, ein Antidepressivum.

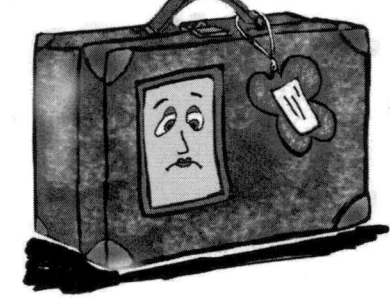

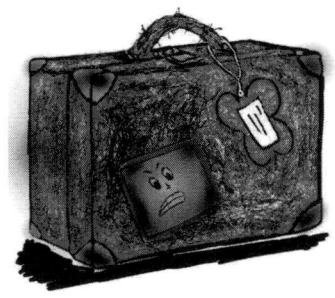

Doch lasse dich hier nicht verunsichern, ich habe den Titel dieses Buches bewusst ausgewählt. Die meisten Nichtbetroffenen denken, bei Hashimoto handle es sich um eine Modeerscheinung. Das ist leicht gesagt, wenn man selber nicht betroffen ist. Auch Ignoranz seitens der Ärzte und Angehörigen ist sehr häufig und versetzt die Betroffenen oft in einen Zustand der Verzweiflung. Hashimoto ist nicht sichtbar und so ist es oft ein täglicher Kampf, klarzumachen, dass es einem wirklich schlecht geht, auch wenn es von „außen" oftmals nicht so aussieht. Ich selbst hatte auch mit diesen Symptomen zu kämpfen.

Ein gebrochener Arm ist sichtbar und jeder weiß, dass es dir nicht gut geht, dass du krank bist. Aber Hashimoto ist nicht sichtbar und für so viele Menschen überhaupt gar nicht greifbar. Umso wichtiger ist es, dass du es auch für deine Angehörigen greifbar machst.

Unter den Link im Kapitel „Fibelmaterial" haben wir explizit ein Video für Angehörige bereitgestellt. Dies soll helfen, auch den Angehörigen ein Verständnis für Hashimoto zu vermitteln.

Es macht deinen Weg deutlich leichter.

Doch was genau macht die Persönlichkeitsveränderung bei Hashimoto und was ist der Ursprung?

In den meisten Fällen ist dies einer nicht optimal eingestellten Schilddrüse geschuldet. Wenn du ständig zwischen Über- und Unterfunktion hin und her pendelst, hast du im Wechsel mit Symptomen der Unruhe und Angst zu tun, bis hin zu Antriebslosigkeit und Traurigkeit.

Logischerweise ist der Grund dahinter die Schilddrüsenunterfunktion oder aber auch die Schilddrüsenüberfunktion.

Fallbeispiel:

Frau M. ist beständig müde, hat Schwierigkeiten sich zu konzentrieren und ist unglaublich gereizt. Ihr Arzt verschreibt ihr L-Thyroxin mit der Aussage:

„Mit den Schilddrüsenmedikamenten werden ihre Symptome weggehen."

Anders als der Arzt sagte, hatte Frau M. ab Beginn der ersten Einnahme mit noch heftigerer Unruhe und Panikattacken zu tun und fühlte sich sichtbar unwohl. Da der Arzt ihr jedoch riet, dranzubleiben, nahm sie die Medikamente weiter. Da sich die Symptome nicht änderten, verschrieb ihr der Arzt nach 14 Tagen ein Antidepressivum, welches beruhigend wirkt. Frau M. fühlte sich besser und blieb bei dieser Therapie.

Das obige Beispiel zeigt einen ganz typischen Behandlungsverlauf. Statt zu prüfen, warum Frau M. weiterhin Symptome hat, wird einfach auf ein Antidepressivum zurückgegriffen. Frau M. weiß nicht, dass es Alternativen gibt und hält dies für die beste Therapie.

Aber binnen eines Jahres werden die Schilddrüsenhormone weiter hochgestuft, weil das Antidepressivum die Umwandlung der Schilddrüsenhormone blockiert.

Ähnlich ist es mir selbst ergangen, denn bereits beim ersten Arztbesuch bekam ich die Empfehlung für das Beruhigungsmittel Tavor. Da ich mir absolut sicher war, dass meine Symptome von der Schilddrüse kamen, war dies für mich keine Option. Ich frage mich oft, was gewesen wäre, wenn ich unsicher gewesen wäre und dem Ganzen bedingungslos vertraut hätte? Dann hätte ich vermutlich das Tavor eingenommen. Zum Glück kann ich heute sagen, dass die Depression und die Ängste absolut der Vergangenheit angehören. Ich habe niemals ein Antidepressivum eingenommen und bin auch der Überzeugung, dass bei vielen der richtige Behandlungsweg wäre, über die Schilddrüse zu gehen.

Was wäre der richtige Weg?

Hashimoto hat eine starke Disposition zu psychischen Symptomen. Der größte Faktor sind hier die Nebennieren. Im Laufe einer Hashimoto-Erkrankung kommt es immer mehr zu einer Schwächung der Nebennieren. Du hast bestimmt schon bemerkt, dass es dir schwerfällt, mit viel Druck umzugehen oder dass Stress nicht mehr händelbar für dich ist.

Ein Grund dafür ist, dass die Nebennieren der Regulator für unser Stressempfinden sind. Daher kommt es irgendwann zu einer fehlgeleiteten Stressreaktion. Bereits der kleinste Stressor reicht aus, um ein Überforderungsgefühl bei dir auszulösen. Des Weiteren nehmen negative Gefühle sowie das Gefühl, alles nicht mehr zu schaffen, nicht genug zu sein, zu. Gefühle von Traurigkeit oder Überforderung sind dann an der Tagesordnung.

Je länger die geschwächten Nebennieren eine Rolle spielen, desto stärker ist die Ausprägung. Es kommt dann zu diffusen Ängsten, die vorher nie eine Rolle spielten und in einigen Fällen auch zu Panik.

Neben den Nebennieren ist auch die Schilddrüsenunterfunktion selbst „schuld" an diesen Empfindungen. Eine Unterfunktion verlangsamt alle Vorgänge im Körper. Je stärker die Unterfunktion ausgeprägt ist, desto mehr kommen Symptome wie Antriebslosigkeit, Sinnlosigkeit oder starke Müdigkeit hinzu.

Aber um eines vorweg zu nehmen, es ist nur in wenigen Fällen ein rein psychisches Problem und lässt sich in so vielen Fällen lösen, indem man die Schilddrüse richtig einstellt und die Nebennieren unterstützt.

Eine weitere psychische Eigenheit, die sich mit Hashimoto verändert, ist die Sensibilität. Alles wird intensiver wahrgenommen, das können laute Geräusche sein oder viele Menschen. Schnell wird alles zu viel. Hier kommt dem Nervus vagus die größte Aufgabe zu.

Der Vagusnerv ist der zehnte Hirnnerv

Doch was tut er genau?

Er verbindet dein Gehirn mit vielen wichtigen Organen deines Körpers, inklusive Darm, Herz und Lungen – und ist mit eine Erklärung, warum viele psychosomatische Beschwerden den Darm (Reizdarm) und das Herz (Herzstolpern) betreffen. Der Vagusnerv stellt einen wichtigen Teil des Parasympathikus dar. Er soll uns in der Nacht Regeneration, Erholung und Ruhe ermöglichen. Es ist ähnlich wie beim Kontrast hell und dunkel, laut und leise. Der vagale Reflex reduziert Stress, unsere Herzfrequenz und unseren Blutdruck. Dazu wirkt er auf bestimmte Areale unseres Gehirns ein, stimuliert die Verdauung und alle anderen Dinge, die eben geschehen, wenn wir entspannt sind.

Dr. Mladen Golubic, MD,
Arzt in der Klinik von Cleveland

Je höher der Tonus (die Aktivität) des Vagusnervs ist, desto entspannter sind wir. Wer also viel unter Ängsten, Depression und Stress leidet, hat meist eine niedrige Aktivität des Vagusnervs. In neuesten Studien wurde auch ein Zusammenhang von erhöhten Entzündungen im Körper mit einer erniedrigten Aktivität des Vagusnervs gefunden. Das heißt, du hast mit der Aktivierung des Vagusnervs auch direkten Einfluss auf die Entzündungen in deinem Körper.

Bei Hashimoto ist dies sehr häufig gegeben. So kommt es oft zu psychischen Symptomen aber zum Beispiel auch zu Schlafstörungen, Herzunruhe, Panik und Nervosität.

Symptome eines gestörten Tonus des Vagusnervs:

— Übelkeit
— Magenübersäuerung
— Schwindel
— Gesichtsrötung
— Tachykardie (zu schneller Herzschlag)
— Nackensteifigkeit
— Nackenschmerzen
— Kopfschmerzen
— Schluckbeschwerden
— Kloßgefühl im Hals
— übermäßiges Schwitzen
— Schlafstörungen
— überwiegend kalte Hände und Füße
— unregelmäßiger oder beschleunigter Herzschlag
— chronische Verstopfung
— Durchfall ohne ersichtlichen Grund
— Schilddrüsenprobleme
— einseitige Taubheitsgefühle oder Kribbeln auf der Kopfhaut

Deshalb gehört es zu deinen wichtigsten Aufgaben, den Tonus des Vagusnervs hochzuhalten.

Etwas später gehe ich noch näher darauf ein, was genau zu tun ist bei Nebennierenschwäche und zur Schilddrüseneinstellung.

Warum beginnen wir hier mit dem Vagusnerv?

Weil es die leichteste Umsetzung ist und du unglaublich schnell Ergebnisse bekommst.

Aufgabe zur Psyche:

1. Kälte

Integriere Kälte in deinen Alltag. Ja, richtig gelesen. Obwohl die meisten Hashimoto-Betroffenen Kälte absolut meiden, weil ihnen ohnehin schon kalt ist, hilft dies enorm, um die Aktivität des Vagusnervs zu erhöhen. Kälte verbessert nicht nur die Aktivität des Vagusnervs, sondern hilft dabei, weißes Fettgewebe in braunes Fettgewebe umzuwandeln. Wir haben oft viel zu viel weißes Fettgewebe (vor allem um Hüfte, Bauch und Po). Dieses weiße Fett ist entzündungsfördernd und fördert ein Ungleichgewicht der Hormone, zum Beispiel zu viel Östrogen. Braunes Fettgewebe versorgt hingegen unsere Muskeln mit Energie, und es ist auch sehr wichtig, um unsere Körpertemperatur zu erhöhen und Gewicht abzunehmen. Das heißt, je mehr braunes Fettgewebe du hast, umso besser.

Wie genau?

Du beginnst erstmal ganz sanft, indem du auf für dich normaler Temperatur duschst und dann die letzten 15 Sekunden kälter duschst. Dies steigerst du auf 1 Minute, aber über einen längeren

Zeitraum. Gewöhne deinen Körper erst einmal an die kälteren Temperaturen. Durch den kalten Duschabschluss erhöhst du den Tonus des Vagusnervs und verbesserst dein Befinden sehr deutlich.

Anfänger können erstmal starten, indem sie ihr Gesicht nach dem Aufstehen ganz kalt abwaschen.

2. Tiefe Zwerchfellatmung

Das tiefe Atmen hat gleich zwei Effekte. Zum einen wirkt das tiefe Atmen auf den Vagusnerv, zum anderen ist es eine Form der Entgiftung. Mit tiefem Atmen verstärkst du die Entgiftung über die Lungen. Viele Hashimoto-Betroffene atmen immer sehr kurz und flach. Sie haben wirklich tiefes Atmen verlernt. Dein Atem gibt deinem Körper jedoch Aufschluss, in welcher „Lage" du dich gerade befindest. Wenn du Sport machst, atmest du anders, als wenn du in einer Ruhesituation bist. Da die meisten mit Hashimoto aber chronisch unter Anspannung stehen, atmen sie auch so.

Sie atmen immer so, als wären sie unter Stress oder unter Anspannung. Auch wenn sie in Ruhe sind. Das heißt, dein Körper bekommt immer die Information: „Wir stehen unter Stress." Und so reagiert er auch.

In Ruhe atmet man 6–8 Mal pro Minute. Probiere es aus! Atmest du öfter? Alleine dein Fokus aufs Atmen verändert schon deine Atmung. Die Allermeisten werden jedoch bemerken, dass sie viel öfter atmen. Manche sogar 15 Mal oder mehr.

Deine Aufgabe ist es also, tiefes Atmen zu lernen. Dabei sollte die Ausatmung länger sein als die Einatmung. Übe das täglich ein paar Minuten, vielleicht vor dem Einschlafen. Du darfst auch gerne laut seufzen während du ausatmest. Das unterstützt die Ausatmung. Du entspannst damit deinen Körper und regst gleichzeitig die Vagusnervtätigkeit an.

3. Singen, Summen & Gurgeln

Ja, du hast richtig gelesen. Singen, Summen und Gurgeln regt deinen Vagusnerv an. Dr. Kharrazian empfiehlt bei Schilddrüsenerkrankungen vor jedem Trinken von Wasser kurz zu gurgeln. Da der Vagusnerv parallel zur Speiseröhre verläuft, regst du so die Aktivität deines Vagusnervs an.

Aber auch das Summen und Singen sind gute Alternativen.

4. Yoga – stimuliert den Vagusnerv

GABA ist ein beruhigender Neurotransmitter, der in deinem Gehirn vorkommt und verstärkt beim Yoga ausgeschüttet wird. Forscher nehmen an, dass dieser beruhigend wirkt, indem er die sogenannten „vagalen Afferenzen" stimuliert. Diese wiederum erhöhen die Aktivität im parasympathischen Nervensystem.

5. Probiotika erhöhen die Aktivität des Vagusnervs

Über den Einfluss des Darms auf das Hirn hast du vielleicht schon öfter gelesen. Der Darm hat viel mehr Einfluss auf unsere Stimmung, als wir vielleicht denken. Der Vagusnerv verbindet sogar Gehirn und Darm und gibt Informationen weiter, sowohl vom Gehirn zum Darm als auch umgekehrt. Menschen mit chronischem Stress haben ein gänzlich anderes Mikrobiom als Menschen, die nicht viel Stress empfinden. Es macht also durchaus Sinn hier anzusetzen. Du solltest bei Probiotika beachten, dass es sich um Probiotika vom Stamm S. boulardii handelt. Dies ist ein Probiotikum, welches kein Histamin ausschüttet und deshalb sehr gut vertragen wird.

6. Omega-3-Fettsäuren erhöhen die Aktivität des Vagusnervs

Omega-3-Fettsäuren sind Fette, die der Körper nicht selbst herstellen kann. In vielen Fällen gibt es bei Hashimoto einen absoluten Omega-3-Fettsäuremangel. Dies war zum Beispiel auch bei mir der Fall, sodass die Einnahme von Omega-3-Fetten sehr hilfreich war. Omega-3-Fettsäuren erhöhen nicht nur die Aktivität des Vagusnervs, sondern verbessern auch die Herzfrequenzvariabilität. Eine erniedrigte Herzfrequenzvariabilität steht in Verbindung mit vermehrten Depressionen, Ängsten etc.

7. Bewegung erhöht die Aktivität des Vagusnervs

Ich denke, hiervon hast du bestimmt auch schon einmal gelesen oder gehört. Bewegung ist ein wichtiger Faktor in der Behandlung von Angst oder Depressivität. Fang an, dich zu bewegen. Das kann wirklich für den Anfang Yoga sein, Spazierengehen, Tanzen, Schwimmen etc. Finde erst einmal einen guten Anfang für dich!

8. Lachen erhöht ebenfalls den Tonus des Vagusnervs

Lachen steigert explizit deine Herzfrequenzvariabilität und beeinflusst ebenfalls deine Leber. Suche dir also viele Situationen zum Lachen – auch und gerade wenn dir mal nicht zum Lachen zumute ist. Lese lustige Bücher, schaue lustige Filme und umgib dich mit Menschen, die viel lachen. Da unsere Spiegelneuronen andere Menschen imitieren, steigt dadurch auch bei uns ganz automatisch die Laune.

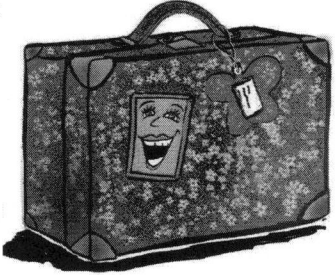

Deine Aufgabe!

Integriere mindestens zwei dieser Anregungen täglich in dein Leben, um ein dauerhaft gutes Ergebnis zu bekommen.

So bekommst du deine Organe und dich selber besser zur Ruhe.

Werde aktiv – die meisten Hashimoto-Betroffenen sind proaktiv und verlassen sich allzu oft nur auf Ärzte. Aber eines ist definitiv klar: Niemand kennt deinen Körper besser als du. Niemand kennt deine Symptome besser als du, das heißt, der Schlüssel liegt auch ganz klar bei dir! Selbst wenn dein Arzt dir sagt, du bist gut eingestellt und alles passt, dann ist deine wichtigste Frage:

„Wie geht es mir?"

Wenn du Symptome hast, dann passt eben nicht alles! Dann musst du aktiv werden.

Entscheide dich bewusst, ab sofort für deine Gesundheit einzustehen, dich zu informieren, zu lesen und alles zu tun, was nötig ist, damit du gesund wirst!

Begib dich aus der Opferrolle und werde Held oder Heldin deiner Gesundheit. Lerne dich für dich einzusetzen, für dich einzustehen!

Hinter dem Thema Hashimoto steht häufig ein Gefühl der Ohnmacht, Hilflosigkeit oder einem „Ich muss da durch". Diese Situationen gelten auch oft als Auslöser. Um diesen Punkt zu durchbrechen, ist es so wichtig, dass du erkennst, dass nur du das in der Hand hast. Du kannst die richtigen Informationen und die richtigen Anhaltspunkte bekommen. Die Umsetzung liegt an dir! Somit liegt der wichtigste Teil der Verantwortung bei dir.

Werde dir bewusst, wie schnell du im Leben
unterwegs bist.

Viele Hashimoto-Betroffene waren bis zu ihrer Erkrankung auf der absoluten Überholspur unterwegs. Haben alles auf sich geladen, versucht, jedem zu helfen und haben sich selbst viel zu oft dabei total vergessen.

Ich kann von mir selber sagen, dass ich so viele „Warnzeichen" nicht erkannt habe, eben weil ich immer viel zu schnell unterwegs war. Ich habe oftmals im Verlauf des Tages gar nicht wahrgenommen, wie es mir ging. Erst, als ich hundemüde im Bett oder schon auf der Couch lag, habe ich bemerkt, dass es viel zu viel gewesen war. Überprüfe also auch im Alltag dein Tempo. Es geht nicht so sehr darum, alles aufzugeben, was deinen Alltag ausmacht, sondern die Dinge langsamer, bewusster zu tun.

Es gibt keinen Pokal im Leben für besonderen
Fleiß oder besondere Leistungen. Dein größter
Pokal ist deine Gesundheit, wenn diese stimmt,
bist du achtsam mit dir umgegangen.

Also gehe den Weg zurück, versuche langsamer zu werden, gönne dir zwei Minuten, um durchzuatmen. Lass abends den Fernseher öfter aus und versuche, dich bewusst zu entspannen. Dies erfordert gerade zu Anfang etwas Übung. Je mehr du dich aber darauf konzentrierst, die Dinge bewusster zu machen, desto weniger hast du das Gefühl, durch deinen Alltag zu hetzen. Und du nimmst wichtige Warnsignale wahr, bevor du es gesundheitlich merkst.

HPU/KPU

Wenn wir über die Psyche sprechen, sollten wir auch über HPU/KPU sprechen. Vielleicht hast du schon einmal davon gehört? HPU/KPU ist eine Stoffwechselerkrankung, auch sie ist häufig im Zusammenhang mit Hashimoto zu finden. Wie ich bereits geschrieben habe, kommt hier häufig die psychische Komponente zum Tragen. Aber lass uns langsam anfangen.

Was ist HPU/KPU und was ist die Ursache?

Genau genommen handelt es sich bei HPU und KPU um zwei Stoffwechselstörungen. Also ganz wichtig: HPU ist nicht KPU.

Bei KPU handelt es sich um die
KRYPTOPYRROLURIE.

Bei HPU handelt es sich um die
HÄMOPYRROLLAKTAMURIE.

Der Unterschied ist in der Ursache zu finden. HPU ist eine angeborene Stoffwechselerkrankung, wogegen KPU eine erworbene ist. Vermutlich wird die KPU durch chronische Grunderkrankungen oder Vergiftungen mit Schwermetallen ausgelöst.

Aber was ist es überhaupt?

HPU/KPU ist, wie schon erwähnt, eine Stoffwechselerkrankung, betroffen ist der Porphyrie-Stoffwechsel des roten Blutfarbstoffes (Häm-Synthese).

Das Hauptproblem ist, dass es aufgrund dieser Stoffwechselveränderung zu einem ständigen und hohen Verlust am lebenswichtigen Vitamin B6 sowie Zink und Mangan kommen kann. Diese Vitamine werden vermehrt über den Urin ausgeschieden und zwar in Mengen, die durch eine normale Ernährung nicht auszugleichen sind!

Oft gehen auch andere Mikronährstoffe verloren, z. B. Chrom, Magnesium oder Vitamin D. Solltest du also zum Beispiel deinen Vitamin-D-Wert gar nicht aufgefüllt bekommen, dann denke unbedingt an HPU/KPU.

Auch solltest du daran denken, dass es eine erworbene und eine angeborene Form gibt. Bei Hashimoto ist es häufig die erworbene Form.

Wenn du deinen Darm aufgebaut hast, die Nebennieren stabil sind und auch deine Schilddrüse richtig eingestellt ist, gehen häufig auch die Symptome der HPU/KPU zurück.

Symptome:

–   starke Müdigkeit und Erschöpfung (Hauptsymptom)
–   Konzentrationsschwäche, schlechtes Kurzzeitgedächtnis
–   starke emotionale Schwankungen, Depression bis hin zu Psychosen
–   chronische Muskelschmerzen
–   Schilddrüsenerkrankungen (z. B. Unterfunktion)
–   Osteoporose, Arthrose, rheumatische Beschwerden, Fibromyalgie
–   Menstruationsbeschwerden, Myome

- Unverträglichkeit von Fructose, Gluten, Eiweiß, Medikamenten
- **Kinder:** ADHS, Konzentrationsprobleme

Wie genau geht man in der Behandlung vor?

Einmal diagnostiziert, kann die HPU/KPU gut behandelt werden. Wichtig ist die Einnahme von speziellen Vitaminen und Nährstoffen (aktivierte Vitaminformen!) zum Ausgleich der Mängel. Außerdem sollte die Entgiftung unterstützt werden und natürlich muss der Lebensstil entsprechend angepasst werden (v. a. Stressmanagement). Dadurch lässt sich eine deutliche Besserung bzw. Beschwerdefreiheit erreichen.

Zum Auffüllen der Nährstoffe gibt es spezielle HPU/KPU-Präparate. Zu beachten ist hierbei, dass eine normale Entgiftung häufig nicht möglich ist. Es ist hier unheimlich wichtig, sich gut begleiten zu lassen, damit es zu keiner Rückvergiftung kommt. Dies ist besonders häufig in der Kombination von Hashimoto-Entgiftungsstörung und HPU/KPU der Fall.

Die Diagnose erfolgt über einen speziellen Urin-Labortest. Dieser wird nicht von den Krankenkassen bezahlt.

Nebennieren

Wenn wir über deine Psyche sprechen, müssen wir definitiv auch über deine Nebennieren sprechen, denn sie bestimmen deine Psyche. Wie im vorangegangenen Kapitel schon erwähnt, sind sie der Faktor, der entscheidet, wie gut du mit Stress umgehen kannst oder aber auch nicht. Wie schnell deine Ressourcen erschöpft sind und wie schnell du nach Sport, Krankheit und Stress wieder regenerieren kannst.

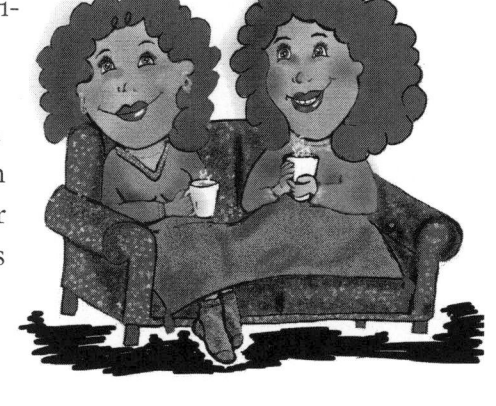

Hier möchte ich zuallererst mit einem häufigen Irrglauben aufräumen.

Die Nebennieren sind nicht die Nieren, die Nebennieren sitzen auf den Nieren.

Die Nebennieren sind paarig angelegt, also rechts und links jeweils eine. Sie gehören einem engen Regelkreis bestehend aus Schilddrüse, Hypophyse und Nebennieren an. Hierüber reguliert sich im weitesten Sinne das Hormonsystem.

Die wichtigsten Aufgaben der Nebennieren liegen in der Produktion von Stresshormonen und Sexualhormonen. Eines

der ersten Zeichen einer nach-
lassenden Nebennierenfunktion
ist die wenig bis gar nicht mehr
vorhanden Libido.

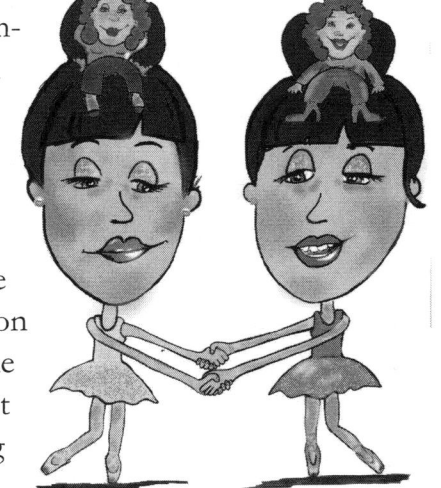

Der Mechanismus dahinter ist
einfach: Wenn der Körper unter
Stress steht, konzentrieren sich die
Organe auf die Ausschüttung von
Stresshormonen. Sexualhormone
werden in diesem Moment nicht
gebraucht, weil eine Fortpflanzung
zu diesem Zeitpunkt sowieso nicht
sinnvoll wäre. So ist dies also eines
der ersten Zeichen einer Nebennierenschwäche.

Woran erkenne ich, ob ich betroffen bin?

Es gibt Bluttests, die nachweisen, ob eine Tendenz zur Nebennierenschwäche gegeben ist. Eine wichtige Komponente hierbei
ist der *Cortisolwert im Tagesprofil*. Dabei wird die Ausschüttung und
der Verlauf von Cortisol im Verlauf eines Tages kontrolliert.
Ist der Cortisolwert zu niedrig, geht man von einer Nebennierenschwäche aus. Weitere Indikatoren sind ADH, Adrenalin
und Noradrenalin. Besteht hier ein Ungleichgewicht, ist eine
Schwäche sehr wahrscheinlich.

Schulmedizinisch reagiert man oft erst bei der Erkrankung
Morbus Addison, bei der so gut wie keine Nebennierenhormone
mehr ausgeschüttet werden. Hier muss dringend gehandelt
werden, da Lebensgefahr besteht.

Hiervon ist die Nebennierenschwäche ganz klar zu unterscheiden. Bei einer Nebennierenschwäche gibt es ein Ungleichgewicht der Sexual-, aber auch Stresshormone. Es gibt aber
noch keine „lebensgefährlichen" Entgleisungen.

Ein für dich viel wichtigerer Faktor bei der Diagnose der Nebennierenschwäche ist dein Wohlbefinden.

Um dir klar zu werden, ob Nebennierenschwäche eine Rolle spielt, findest du im Anhang einen Ankreuzfragebogen mit Symptomen. Bitte geh diesen jetzt durch, um Klarheit zu bekommen, ob hier Handlungsbedarf besteht.

Bitte nutze dazu das Arbeitsblatt „NNS", welches du unter dem Link im Kapitel „Fibelmaterial" am Ende des Buches findest.

Ab 7 Punkten kannst du davon ausgehen, dass deine Nebennieren geschwächt sind.

Nach dem Aufbau der Nebennieren lohnt es sich, den Test zu wiederholen, um festzustellen, ob du auf dem richtigen Weg bist (du solltest dann weniger Punkte haben). Jetzt hast du Klarheit, ob eine Nebennierenschwäche wahrscheinlich ist.

Hast du über 7 Punkte?
Dann lies unbedingt weiter.

Was ist nochmal die Nebennierenschwäche?

Immer wenn du dich in einer für dich „stressigen" Situation befindest, muss dein Körper Stresshormone ausschütten, damit du schnell reagieren kannst. Er ermöglicht es dir, dass du auf die Stresssituation angemessen reagieren kannst.

Hast du täglich das Gefühl, dass Situationen dich stressen, so läuft dieses Stressreaktionsmuster (entlang der HPA-Achse) sehr, sehr häufig ab.

Es wird zu viel Cortisol ausgeschüttet und zu viele andere Stresshormone. Passiert dies über längere Zeit, entsteht eine Nebennierenschwäche.

Die Nebennierenschwäche fällt oft erst im späten Stadium auf, wenn Kleinigkeiten dich aus der Ruhe bringen, du nahe am Wasser gebaut hast, übersensibel wirst oder dich stark erschöpft fühlst.

Diese Sensibilität bringt dich in späteren Phasen oft in die Bredouille, weil du anfängst, auf Nahrungsergänzungsmittel oder Lebensmittel zu reagieren, die dir vorher überhaupt keine Probleme bereitet haben. Das ist insofern schwierig, als dass du nun oft auch auf die wichtigen Unterstützer der Nebennieren reagierst, wie Ashwaganda oder Cordyceps.

Auch eine Reaktion auf Medikamente ist bei einer Nebennierenschwäche zu verzeichnen. Viele merken das erstmalig nach der Einnahme der Schilddrüsenhormone. Eine halbe Stunde nach der Einnahme entsteht ein „seltsames" Körpergefühl, gepaart mit Unruhe, Nervosität oder aber auch Panik.

Des Weiteren solltest du ein Auge auf deinen Vitamin-B6-Haushalt haben, denn dies ist ein wichtiges Vitamin für die Nebennieren.

Nebennierenstrategie

Zielführend ist hier, die Nebennieren vor jeglichem Stress zu schützen, der die Nebennieren weiter erschöpft. Du solltest also alle wichtigen nachfolgenden Faktoren umsetzen, bis deine Nebennieren in der Lage sind, die Nebennierenpräparate zu vertragen, ohne dass es dir dabei schlecht geht.

Die grundlegende Strategie sieht folgendermaßen aus:

1. Konstanthaltung des Blutzuckerspiegels

Das heißt, es ist unablässig, sehr regelmäßig zu essen, alle 2–3 Stunden eine kleine Portion. Ziel ist es, keine Blutzuckerabfälle oder Blutzuckerspitzen zu haben. Dies müssen nun keine großen Portionen sein, denn es geht lediglich darum, dass du etwas isst. Hierbei ist Obst eine gute Alternative, Nüsse oder aber auch glutenfreie Riegel.

Iss regelmäßig alle zwei bis drei Stunden!

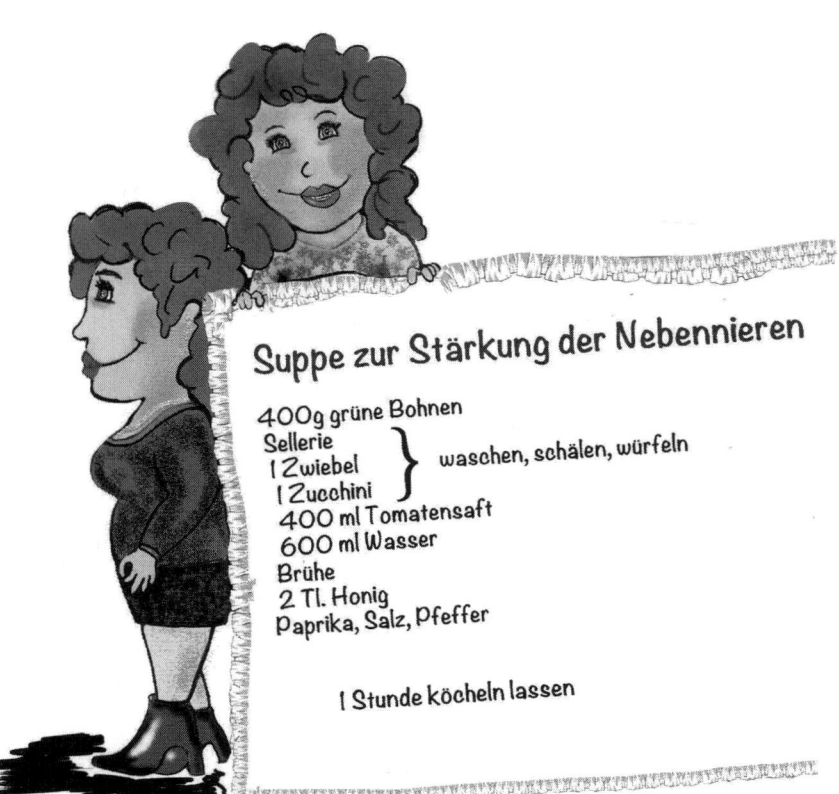

Suppe zur Stärkung der Nebennieren

400g grüne Bohnen
Sellerie
1 Zwiebel   } waschen, schälen, würfeln
1 Zucchini
400 ml Tomatensaft
600 ml Wasser
Brühe
2 Tl. Honig
Paprika, Salz, Pfeffer

1 Stunde köcheln lassen

2. Schlaf

Es ist unheimlich wichtig für dich, dass du genug schläfst. Dieser Schlaf sollte zusätzlich erholsam sein. Dazu solltest du wissen, dass du mit einer Autoimmunerkrankung in der Regel mehr Schlaf brauchst. Im Schnitt sind dies 8–10 Stunden.

Diese braucht der Körper, weil es mehr Reparaturprozesse gibt und mehr Entzündungen. Der Körper hat einfach eine längere Regenerationsphase als bei Menschen ohne Erkrankungen. Daher ist es sehr oft so, dass wenn Menschen nicht genügend Nachtschlaf bekommen, der Körper sich über Tag diese „Ruhepausen" holt und das leider oft in Form von Erschöpfung.

Der wichtigste Schlaf bei einer Nebennierenschwäche ist der Schlaf zwischen **22:30 und 00:00 Uhr** und zwischen **7:00 und 9:00 Uhr**. In dieser Phase regenerieren sich die Nebennieren und sorgen so für eine genügende Cortisolausschüttung am nächsten Tag.

Vor allem der Abendschlaf nimmt hier eine ganz wichtige Stellung ein, denn wenn du länger als 22:30 Uhr wach bist, gibt es um 23:00 Uhr nochmal einen Cortisolausstoß. Diesen nennt man „zweiten Wind". Dieser zweite Wind kann dich jedoch bis in die Morgenstunden wachhalten und behindert einen tiefen, erholsamen Schlaf.

Schlafe genug, am besten ab 22:30 Uhr!!

3. Frühstück

Das Frühstück ist ebenfalls das A&O für deine Schilddrüse und die Nebennieren. Du solltest innerhalb von einer Stunde nach dem Aufstehen essen. (Solltest du Übelkeit haben oder Appetitlosigkeit, dann gehe bitte zum Kapitel Leber zurück.) Das Frühstück ist so wichtig, um deine Energie über den Tag zu sichern und deinen Blutzucker konstant zu halten.

Dazu solltest du dir eines Mechanismus bewusst werden: dein Körper braucht Cortisol, das von den Nebennieren ausgeschüttet wird, um deinen Blutzucker anzuheben.

*Cortisol ist der Gegenspieler zu Insulin. Es hebt
den Blutzucker.*

In den frühen Morgenstunden wird nun Cortisol ausgeschüttet. Wenn du jetzt nicht isst, wie so viele das machen, dann braucht dein Körper das eben produzierte Cortisol, um deinen Blutzucker anzuheben. Das heißt, du hast weniger Cortisol im Laufe des Tages zur Verfügung. Cortisol brauchst du aber, um energiegeladen zu sein und wach und konzentriert. Wenn dieser Mechanismus bereits morgens greifen muss, weil du nicht frühstückst, zieht sich die „Schwäche" meist durch deinen ganzen Tag.

Also frühstücke.

Willst du es gleich ganz „richtig" machen, dann gönne dir ein warmes Frühstück wie Porridge, Hirsebrei oder Polenta, die zeitgleich auch noch Wärme in den Körper bringen und dir helfen, die Körpertemperatur anzuheben.

Du MUSST frühstücken!!

4. Kaffee

Hör auf, Kaffee zu trinken! Ich glaube, das ist für viele wahrscheinlich die schlimmste Nachricht, da viele Nebennierenerschöpften ohne Kaffee gar nicht mehr richtig in die Gänge kommen. Aber glaub mir, auch du kannst ohne Kaffee!

Du schaffst das!

Der Kaffee hilft dir zwar, für den Moment wach zu werden, aber dafür erschöpfst du deine Nebennieren weiter. Sie müssen nun leisten, wozu sie eigentlich nicht mehr in der Lage sind. Viel zu oft forcierst du damit Unruhe, Nervosität, aber auch Panik.

Der beste Weg ist es, gleich morgen zu starten, denn auf eines musst du dich vorbereiten, es gibt Entzugserscheinungen und die sind nicht ohne. Das können Kopfschmerzen sein, starke Müdigkeit oder aber auch eine gedrückte Stimmung. Wenn du aber drei bis fünf Tage durchhältst, bist du raus und kannst das Gefühl genießen, wach zu sein ohne Kaffee. Ein zweiter wichtiger Faktor ist, dass es starke Wechselwirkungen zwischen Schilddrüsenmedikamenten und Kaffee gibt. Und nein, da reicht die halbe Stunde nicht aus!

Lass den Kaffee weg!!

5. Such dir Stressregulatoren.

Schau, dass du lernst, besser mit Stress umzugehen.

Wenn du diese Tipps konsequent umsetzt, schaffst du es, deine Nebennieren aufzubauen, sodass du auch die pflanzlichen Unterstützer einnehmen kannst, um deine Nebennieren wirklich konsequent wieder zu stärken.

Ein wichtiger Faktor bei der Regulierung des Stresses ist die HPA-Achse.

Also was ist diese HPA-Achse?

Die HPA-Achse kannst du am besten mit „Stressachse" übersetzen. Sie gibt an, ob und wie dein Körper mit Stress umgeht.

Die HPA-Achse ist ein Zusammenspiel aus drei Hormondrüsen – nämlich wie zuvor schon erklärt den Nebennieren, dem Hypothalamus und der Hypophyse. Die HPA-Achse ist der Hauptteil des Hormonsystems. Dadurch steht und fällt sie auch bei Hashimoto und ist ganz stark am Befinden beteiligt und an der Symptomausprägung.

Weitere Prozesse, die durch die HPA-Achse reguliert werden, sind:

z. B. Verdauung, Immunsystem, Stimmung und Gefühle, Sexualität, Energiespeicherung und -verwendung.

Wie unterstütze ich die HPA-Achse?

Ein wichtiger Faktor ist hier die Regulation des Stressempfindens. Ich arbeite sehr gerne mit Unterbewusstseinsstrategien, um Leichtigkeit, Gelassenheit und Ruhe zu bringen.

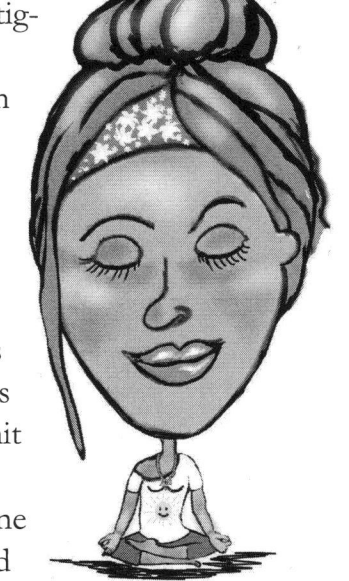

Aber das kannst du auch tun: indem du dich bewegst, meditierst oder Achtsamkeit integrierst. Dadurch regulierst du dein Stressempfinden und schonst damit die HPA-Achse.

Naturheilkundlich lässt sich die HPA-Achse gut regulieren durch Cordyceps oder Ashwaganda. Im Grunde ist alles hilfreich, was dafür sorgt, dass du mit Stress besser umgehen kannst.

Je besser und ausgeglichener deine HPA-Achse funktioniert, desto besser und ausgeglichener ist auch dein Hashimoto.

Immunsystem

Warum kommt es immer wieder zu Schüben?

Schübe treten auf, wenn unser Immunsystem durch äußere und innere Faktoren getriggert wird. Viele Menschen sind sich der Schübe gar nicht bewusst – sie nehmen nur wahr, dass ihr Befinden ständig schwankt. Nach einer Woche Wohlbefinden folgt dann meist eine Woche, in der es ihnen nicht gut geht.

Ein weiterer Hinweis auf ein Schubverhalten ist auch ein ständig wiederkehrendes Krankheitsgefühl. Wenn du zeitweise das Gefühl hast, es geht dir nicht gut, du hast Halsschmerzen, ein Grippegefühl und vielleicht auch ganz leicht erhöhte Temperatur, kannst du ziemlich sicher von einem Schub ausgehen.

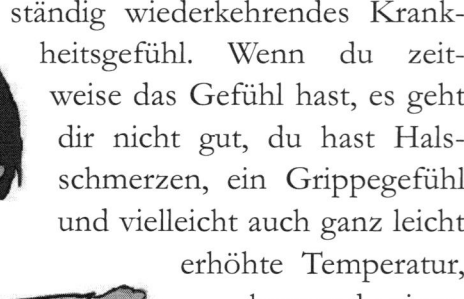

Was passiert in so einem Schub?

In den meisten Fällen hat ein Auslöser (wenig Schlaf, viel Stress, Medikamente) dein Immunsystem getriggert und es kommt zu einer Entzündungsreaktion in der Schilddrüse. Ein weiterer wichtiger Faktor kann aber auch das Vorhandensein von EB-Viren sein. Ebenfalls bedeutsame Viren sind hier Streptokokken (Bakterien) sowie Borreliose und Herpes-Erreger (Viren).

Wenn du solche Viren in deinem Körper hast, kannst du davon ausgehen, dass diese auf den Trigger reagieren und es zu einem Schub kommt.

Aber was tut man nun bei diesen Schüben? Wenn du sie bemerkst, wie reagierst du am besten?

Dein Notfallrezept:

Die Schilddrüse kühlen

Dies lässt sich sehr gut mit Quark machen und hilft dir, schneller aus diesen Schüben rauszukommen. Ein weiterer wichtiger Faktor bei immer wiederkehrenden Schüben ist die Einnahme von Omega-3-Fettsäuren.

Omega-3-Fettsäuren

Empfehlenswert, wenn du ständig das Gefühl wiederkehrender Schübe hast. Du merkst, dass deine Schilddrüse ruhiger wird, wenn die Schubabstände sich verlängern oder die Schubzeit sich verkürzt.

Diese beiden Methoden helfen dir, deine Schübe schnell abzumildern und wieder ruhiger zu wer-

den, bevor du dich an die weitere Strategie zur Symptombekämpfung machen kannst.

Ganz wichtig!

Lies dir bitte hier noch einmal das Kapitel „Bestandsaufnahme" durch. Was ruft die Schübe bei dir hervor? Schau die Liste durch und versuche deine Haupttrigger zu vermeiden.

Das ist wirklich ein wichtiger Schlüssel, der oft außer Acht gelassen wird bei der Entstehung von Schüben.

Hormone

In diesem Kapitel geht es nun nicht um die Schilddrüsenhormone an sich, sondern um die Sexualhormone. Diese werden häufig unter den Tisch gekehrt, obwohl sie eine so wichtige Rolle spielen im Wohlbefinden bei Hashimoto.

Progesteronmangel steht sogar im Verdacht, Schilddrüsenunterfunktion mit zu verursachen, aber warum wird diese Verbindung jedoch nie weiterverfolgt? Ich kann es dir leider nicht sagen, umso wichtiger, dass du es jetzt weißt.

Also lass uns mal die wichtigsten Hormonstörungen bei Hashimoto anschauen. Zum Ersten wäre da die Östrogendominanz, die relativ häufig bei Hashimoto ist, aber auch ein grundsätzliches Problem unserer Gesellschaft.

Das zweite hormonelle Ungleichgewicht ist der Progesteronmangel. Da Progesteron und Östrogen Gegenspieler sind, braucht es ein Gleichgewicht der beiden, um einen regelmäßigen Zyklus zu garantieren. Sie sind quasi wie Partner, die sich brauchen, um zu funktionieren.

Das dritte Ungleichgewicht ist Östrogenmangel, der vor allem vor, in oder nach den Wechseljahren vorkommt. Er kann aber auch vorkommen, wenn man frühzeitig in die Wechseljahre kommt.

Woran erkennst du, ob du eines dieser drei
Hormonungleichgewichte hast?

Lass uns dies wieder an Hand von Symptomlisten für dich sortieren. Diese Übersicht soll dir helfen zu erkennen, welche Symptome du angehen musst.

Östrogendominanz

Bitte nutze dazu das Arbeitsblatt „Hormon-ungleichgewicht", welches du unter dem Link im Kapitel „Fibelmaterial" am Ende des Buches findest.

Progesteronmangel

Bitte nutze dazu das Arbeitsblatt „Hormon-ungleichgewicht", welches du unter dem Link im Kapitel „Fibelmaterial" am Ende des Buches findest.

Östrogenmangel

Bitte nutze dazu das Arbeitsblatt „Hormon-ungleichgewicht", welches du unter dem Link im Kapitel „Fibelmaterial" am Ende des Buches findest.

Nun gibt es Betroffene, die sowohl eine Östrogendominanz als auch einen Östrogenmangel haben. Das ist etwas irreführend. Hierbei geht es darum, dass du zu viel des (ich nenne es jetzt mal so) „bösen" Östrogens hast, aber zu wenig des „guten" Östrogens. Du hast also einen Östradiol-Überschuss („böses" Östrogen), aber z. B. einen Östriolmangel („gutes" Östrogen).

Was machen Östrogen und Progesteron über-
haupt im Körper? Welche Aufgaben haben sie?

Das solltest du wissen, weil dir so auch klar wird, warum du einige dieser Symptome hast.

Das Östrogen ist vor allem in der ersten Zyklushälfte zu-ständig, es macht uns zu Frauen, weiblich und weich. Ein Zuviel macht sich daher häufig in Gewichtszunahme an Po, Bauch und Hüften bemerkbar.

Aufgaben von Östrogen:

— erzeugt Endometrium (Gebärmutterschleimhaut)
— Brustzellstimulation
— verantwortlich für erhöhtes Körperfett und
   Gewichtszunahme
— steuert Salz- und Flüssigkeitshaushalt
— verhindert Knochenverlust

Das Progesteron übernimmt die Führung dann ab dem 14. Zyklustag, also ab dem Eisprung.

Aufgaben von Progesteron:

— schützt vor Brustverhärtungen
— hilft bei der Verwendung von Fett zur Energiegewinnung

- natürliches Entwässerungsmittel
- natürliches Antidepressivum und beruhigt Angstzustände
- verhindert zyklische Migräne (besonders in Verbindung mit der Periode)
- fördert normale Schlafmuster
- verbessert die Schilddrüsenhormonfunktion
- hilft bei der Normalisierung des Blutzuckerspiegels
- hilft bei der Wiederherstellung der normalen Libido
- stimuliert die Knochenneubildung
- verhindert Autoimmunerkrankungen

Du siehst also wie wichtig es ist, auch die Hormone im Gleichgewicht zu halten.

Die Schilddrüse und Hormone

Wie dir bestimmt schon aufgefallen ist, doppeln sich sehr viele Symptome von Hashimoto. Oft lässt sich Hashimoto und hormonelles Ungleichgewicht gar nicht genau voneinander abgrenzen.

Die wichtigste Aufgabe von Progesteron ist, dass es die Wirkung der Schilddrüsenhormone unterstützt. Das heißt aber auch, wenn du zu wenig Progesteron hast und in einem Mangel bist, wirken deine Schilddrüsenhormone nicht optimal.

Eine leichte Unterfunktion kann beispielsweise von einem reinen Progesteronmangel ausgehen.

Ein weiterer wichtiger Faktor ist, dass ein Zuviel an Östrogen verhindert, dass dein Körper richtig von fT4 in fT3 umwandelt. Zum Beispiel kann es sein, dass du mit der Dosierung deiner

Schilddrüsenmedikamente zwar immer höher gehst, jedoch keinen signifikanten Unterschied bemerkst oder das Gefühl hast, es ändere sich vom Befinden her nichts.

Du weißt jetzt also im besten Fall, ob du zu viel oder zu wenig Östrogen hast und ob du zu viel oder zu wenig Progesteron hast.

Aber wie gleichst du jetzt konkret aus?

Zuerst einmal ist es wichtig zu verstehen:
Wie kommt es zu einem Östrogenüberschuss?

Ein ganz großer und wichtiger Faktor ist hier die Ernährung. Gerade Faktoren wie Zucker, Kaffee und Alkohol fördern den Überschuss an Östrogen. Es ist also ganz wichtig, erst einmal hier zu beginnen. Die Ernährung macht sogar bis zu 60 Prozent aus, wenn es um das hormonelle Gleichgewicht geht.

Wenn wir auf die Ernährung schauen, würde ich dir gerne einen Blick auf die wichtigen Lebensmittel geben, die das Östrogen in deinem Körper abbauen, gerade wenn du dich in der Liste der Östrogendominanz wiedergefunden hast.

Zu empfehlen ist zum Beispiel der Saatenkreis. Diesen kannst du direkt ins Porridge geben:

2 EL pro Tag Flohsamen	1.–8. Zyklustag
2 EL pro Tag Kürbiskerne	9.–14. Zyklustag
2 EL pro Tag Sesamsamen	15.–22. Zyklustag
2 EL pro Tag Sonnenblumenkerne	22.–27. Zyklustag

Wenn du im Wechsel oder nach den Wechseljahren bist, oder allgemein keinen regelmäßigen Zyklus hast, solltest du 14-tägig abwechseln.

Was baut noch „böses" Östrogen ab?

- Brokkolisprossen
- Leinsamen
- Löwenzahn (Blatt und Wurzel)
- fermentierte Lebensmittel
- Zwiebeln und Knoblauch
- Granatapfel
- Kurkuma
- Maca
- Thymian
- Dong Quai

Wie baut man Progesteron auf bzw. wie kann man hier effektiv unterstützen?

Eine gute Unterstützung, um Progesteron aufzubauen, ist die Yamswurzel, denn diese fördert vor allem die Vorstufen des Progesterons und ist ein sehr guter Ansatz, um einen Start zu finden.

Zink ist ebenfalls ein guter Unterstützer, da es die Progesteronausschüttung im Körper fördert.

Ein weiterer wichtiger Punkt im Progesteronaufbau ist das Pregnenolon. Dieses sogenannte Mutterhormon ist wichtig, wenn es um alle Hormone in unserem Körper geht. Um genau zu sein, ist es der Grundbaustoff.

Ein wichtiger Faktor, der hier nicht vergessen werden sollte, ist das Testosteron. Es spielt vor allem dann eine Rolle, wenn es um Gewichtszunahme, fehlende Libido und Antriebslosigkeit geht. Auch beim Muskelaufbau spielt Testosteron eine wichtige Rolle. Wichtige Testosteron-Aufbauer sind Vitamin C und Vitamin E.

Hashimoto und Endometriose

Endometriose ist eine häufige Begleiterkrankung von Hashimoto.

Sie tritt auf, wenn Endometriumgewebe in der Gebärmutter, den Eierstöcken, dem Bauch, dem Dickdarm und mitunter sogar in Lunge, Nase und Gehirn wachsen.

Am häufigsten ist das Auftreten in der Gebärmutter, an den Eierstöcken und im Darm. Sehr häufig sind in diesem Zusammenhang schwächende Schmerzen, eine starke Periode, Entzündungen und Zysten.

Die Narben und Verwachsungen sind ein sehr häufiger Grund für Unfruchtbarkeit. Endometriose kann jedoch auch nach der Schwangerschaft auftreten.

Häufige Symptome bei Endometriose sind:

— Schmerzen vor, während und zwischen den Menstruationen
— unerklärliche Beckenschmerzen
— unregelmäßige Zyklen
— Unfruchtbarkeit
— schmerzhafter Verkehr
— Erbrechen, Übelkeit, Erschöpfung
— Blasenschmerzen und Probleme

Bitte beachte: 50 Prozent aller Betroffenen haben gar keine Symptome bei Endometriose!

Wichtige Ursachen von Endometriose sind auch hier die Östrogendominanz, aber auch Schilddrüsenfunktionsstörungen.

Wichtig: Verzichte bei Endometriose auf Milchprodukte!

Positiv beeinflussend ist die Einnahme von Magnesium, denn Magnesium entspannt die Muskeln und das Gewebe und beugt Entzündungen vor.

Wenn du starke Symptome der Endometriose hast, würde ich dir empfehlen, einen Enzymkomplex einzunehmen. Dies hilft dabei, Endometriumgewebe aufzulösen.

Nattokinase und Serrapeptase sind wichtige Enzyme bei Endometriose.

Homöopathisch lässt sich sehr gut mit Endometrium Globuli unterstützen. Diese solltest du anfangs täglich einnehmen, morgens und abends je 5 Globuli.

Wenn du dich im Bereich Hormone wiederfindest, solltest du ebenfalls Schritt für Schritt die folgenden Maßnahmen umsetzen.

Schritt 1

Integriere Lebensmittel und Kräuter, die den Hormonspiegel aufbauen und ausbalancieren.

Östrogensenkende Lebensmittel und Kräuter:

Kohlsorten wie Brokkoli, Blumenkohl, Grünkohl, Leinsamen, Chiasamen, Sesam, Zwiebeln, Knoblauch, Rotklee

Progesteronsteigernde Lebensmittel und Kräuter:

Sprossen, Sellerie, Hafer, Sonnenblumenkerne, Sesam, Kakao, Datteln, Feigen, Kartoffeln, Tomaten, Spargel, Papaya, Salat, Mönchspfeffer, Schafgarbe

Schritt 2

Integriere Nahrungsergänzungsmittel, die den Hormonhaushalt fördern, laut deinem Testergebnis auf dem Arbeitsblatt für Östrogen und Progesteron.

Zu viel Östrogen:

– Brokkoli-Extrakt-Kapseln (1 Kapsel täglich)
– Krill-Öl-Kapseln (1 Kapsel morgens)
– Calcium-D-Glucarate (1 Kapsel morgens)

Leberunterstützende Präparate, die helfen, das überschüssige Östrogen abzubauen:

z. B. Löwenzahn, Artischocke, Bitterstoffe

Zu wenig Progesteron:

– Zink
– Yamswurzel
– Pregnenolon

Ebenfalls sehr förderlich ist auch hier die Rotationsdiät, bei der du bestimmte Saaten nach deinem Zyklus isst:

1.–7. Tag:	2 TL Flohsamen
8.–14. Tag:	2 TL Kürbiskerne
15.–21. Tag:	2 TL Sesamsamen
22.–28. Tag der Periode:	2 TL Sonnenblumenkerne

Nach oder in den Wechseljahren, aber auch ohne Zyklus, isst man die Saaten in einem 14-tägigen Rhythmus. Du kannst diese z. B. sehr gut in dein Frühstücksmüsli geben.

Wechseljahre: zu wenig Östrogen bzw. Östrogen aufbauend:

- Kurkuma (täglich 1 EL ins Essen)
- Maca (1 TL zu Beginn, dann steigern auf 2 TL)
- Kakao (täglich Rohkakao oder dunkle Schokolade)
- Thymian
- Dong Quai

Der wichtigste Tipp hier: Konzentriere dich bitte immer nur auf eines. Du verlierst den Überblick, wenn du zu viele Baustellen angehst und es wird schwer, wenn du nicht weißt, woher welche Symptome kommen.

Leber & Entgiftung

Wenn wir über Hashimoto sprechen, bleibt es nicht aus, dass wir unbedingt auch über die Leber reden. Die Leber spielt eine unglaublich wichtige Rolle bei Hashimoto. Mit ihr steht und fällt das Befinden.

Die Leber ist jenes Organ, welchem bei Hashimoto oftmals die wenigste Aufmerksamkeit zukommt, aber es verursacht doch viele der Symptome.

Sie sitzt auf der rechten Seite unter unserem Rippenbogen. Schmerzen macht die Leber selber nicht, sie macht sich jedoch irgendwann bemerkbar durch Druck in diesem Bereich.

Ihre wichtigste Aufgabe ist die Säuberung und Entgiftung unseres Blutes. Täglich nehmen wir allerlei Giftstoffe über die Luft oder über die Haut zu uns, oder aber auch innerlich, wie z. B. durch Medikamente. Diese Giftstoffe machen in Kleinstmengen noch kein Problem, damit kommt unser Körper gut zurecht, wird es aber zu viel und die Leber kommt nicht mehr nach, dann treten die Symptome einer geschwächten Leber auf.

Warum es dazu kommt, müssen wir uns noch einmal genauer anschauen.

Was sind denn nun typische Symptome einer geschwächten Leber?

- Verdauungsprobleme
- „schlechter" Atem
- Müdigkeit
- Schwäche
- Verstopfung
- Kopfschmerzen
- hormonelles Ungleich-
  gewicht wie z. B. starke
  Wechseljahrsbeschwerden,
  Unfruchtbarkeit, PCO usw.
- juckende Haut
- Ausschläge
- Gelenkschmerzen
- mangelnde Konzentration
- Gewichtszunahme, aber auch
  starke Abnahme
- Autoimmunerkrankungen

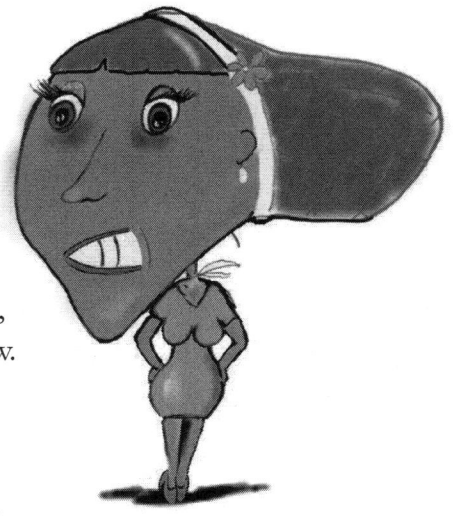

Leber und Körpertemperatur

Die Leber reguliert die Glucosekonzentration im Blut, bearbeitet Fette und Eiweiße, speichert Vitamine und Mineralien, bildet die meisten Plasmaeiweiße, einschließlich fast aller Gerinnungsfaktoren, und produziert Galle. Sie entgiftet das Blut und entfernt andere unerwünschte Fremdstoffe, spaltet Hormone und hilft bei der Aufrechterhaltung einer konstanten inneren Körpertemperatur durch Wärmeerzeugung.

Die Leber erzeugt also Wärme im Körper, aber wie?

Zum einen setzt die Leber selber enorme Wärme frei.

Die Leber versorgt die gesamte Muskulatur des Körpers mit Glucose. Dadurch ist es überhaupt erst möglich, Wärme zu erzeugen. Im medizinischen Bereich ist bekannt, dass die Körpertemperatur enorm absinkt, wenn zum Beispiel durch eine OP ein Teil der Leber entfernt wird. Das Glykogen in der Leber ist also eine Grundvoraussetzung für eine optimale Körpertemperatur.

Hierbei erkennt man schon, dass es eine direkte Kopplung gibt – die Leber versorgt die Muskeln mit Glucose und sorgt damit für Wärme und gleichzeitig für Energie. Ist die Körpertemperatur insgesamt immer niedrig, fehlt es meist auch an entsprechender körperlicher und mentaler Energie.

Die Leber unterliegt starken hormonellen Einflüssen. Thyroxin zum Beispiel steigert die Wärmeregulation in der Leber. Damit dies in der Leber passieren kann, braucht es aber gesundes Gewebe und eine gesunde Leberfunktion.

Woran erkenne ich nochmal eine geschwächte Leber?

– Müdigkeit und Abgeschlagenheit
– Appetitverlust
– Übelkeit und Erbrechen
– Juckreiz
– Konzentrationsstörungen
– ein Druckgefühl im rechten Oberbauch (unter den Rippen)
– nächtliches Erwachen um 3 Uhr
– hormonelle Probleme, z. B. starke Wechseljahrbeschwerden, PCO, hormonelle Ungleichgewichte
– Gereiztheit, innere Wut

Entgiftung ja, aber wie?

Entgiftung funktioniert über mehrere Ebenen: über die Leber, über die Nieren, über die Verdauung, über die Haut, über die Periode, über das Atmen und so weiter.

Viele der Entgiftungsorgane sind bei Hashimoto geschwächt, z. B. ist es vielen Betroffenen aufgrund einer niedrigen Körpertemperatur nicht möglich zu schwitzen. Natürlich gibt es wie überall auch hier Ausnahmen, z. B. in den Wechseljahren. Aber ein Großteil der Betroffenen schwitzt so gut wie nie, nicht mal in der Sauna. Logisch, dass dann die Entgiftung über die Haut nicht optimal funktioniert. Der zweite Grund ist unsere Verdauung. So viele Hashimoto-Betroffene haben Probleme mit ihrer Verdauung. Entweder neigen sie zu Verstopfung, zu Blähungen oder zu Durchfällen. Auch diese Anzeichen zeigen an, dass die Entgiftung nicht optimal funktioniert.

Kommt dann noch das Unterdrücken der Periode, z. B. durch konsequente Einnahme der Antibabypille dazu oder aber auch, weil die Periode ausbleibt, ist schon ziemlich viel bei der Entgiftung nicht mehr am Laufen. Hinzu kommt, dass dein Stoffwechsel in aller Regel bei Hashimoto viel zu langsam ist, also nicht optimal funktioniert. Ein funktionierender Stoffwechsel ist aber die Grundlage für optimales Entgiften. Und zu guter Letzt gibt es bestimmte Genmutationen und Zusatzerkrankungen, die die Entgiftung nochmal enorm erschweren. Hierzu zählen zum Beispiel HPU/KPU und MTHFR.

Insgesamt ist also deine Entgiftung sehr verlangsamt. Passiert dies nun über längere Zeit, während deine Leber immer versucht alles zu kompensieren, kommt es zu einer Leberschwäche. Wie im ersten Kapitel schon gesagt, sieht man das an den Leberwerten aber erst, wenn es schon massiv ist.

Du wirst vielleicht schon mal über eine Entgiftung nachgedacht haben, vielleicht bist du sie auch direkt angegangen und hast dann festgestellt, dass es für dich nicht so erfolgreich war, wie du dir das gewünscht hast.

Das liegt nicht daran, dass du irgendetwas falsch gemacht hast, sondern, dass die Leber häufig geschwächt ist bei Hashimoto. Des Weiteren kommen einige Zusatzkomplikationen hinzu, die das Entgiften schwerer machen als gedacht.

Entgiftung sollte niemals zu früh oder nur halbherzig durch-geführt werden. Das kann mehr schaden als nützen.

2 Stufen der Leberentgiftung

Die Leberentgiftung erfolgt auf zwei Ebenen – einmal im Körper und einmal im Gehirn. Damit das optimal funktioniert, solltest du zuallererst den Körper entgiften. Er ist oft sehr über-lastet von Giftstoffen. Zwischen dem Körper und dem Gehirn gibt es die Blut-Hirn-Schranke. Diese sichert, dass unser Gehirn nicht mit Giftstoffen überschwemmt wird. Die Blut-Hirn-Schranke schützt das Gehirn aber auch vor im Blut zirkulierenden Krankheitserregern und Botenstoffen.

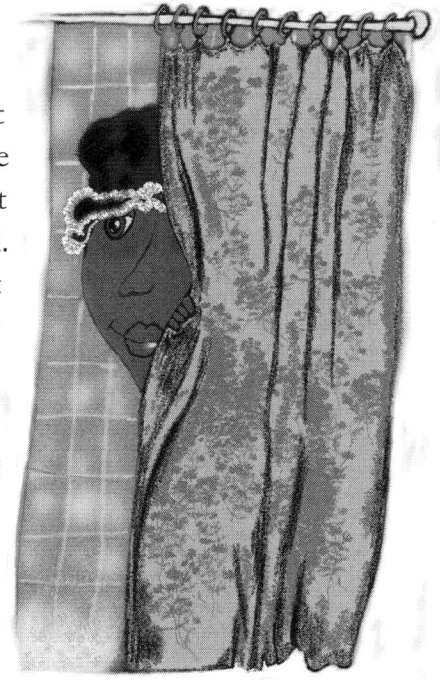

So ist es zum Beispiel nicht möglich, Serotonin einzunehmen, um einer Depression vorzu-beugen oder diese zu behandeln. Serotonin würde nicht die Blut-Hirn-Schranke durchschreiten und könnte so nicht effektiv wirken. Deshalb verabreicht man Vorstufen des Serotonins, die die Blut-Hirn-Schranke durchschreiten können.

Einige Toxine durchdringen diese Schranke jedoch – wie Alkohol, Nikotin oder bestimmte Drogen. So ist es im zweiten Schritt unerlässlich, auch das Gehirn zu entgiften. Viele weitere Giftstoffe wie Blei, Aluminium und einige mehr können ebenfalls die Blut-Hirn-Schranke passieren.

Im Anhang zeige ich dir mal einige Symptome, die bei körperlicher Vergiftung auftreten, aber auch Symptome die bei „Gehirnvergiftung" auftreten (ZNS).

Körperliche Vergiftungsymptome:

- Müdigkeit
- Kopf- und Gliederschmerzen
- Zahnfleischentzündungen
- Zahnlockerung
- vermehrter Speichelfluss
- Durchfälle
- Nierenentzündungen
- Gewichtszunahme
- Mundgeruch
- Verstopfung
- Geruchsempfindlichkeit
- Muskelschmerzen
- Hautirritationen
- häufige Kopfschmerzen

Symptome bei Vergiftung des ZNS:

– Geschmacksstörung, metallischer Geschmack
– Speichelfluss, Übelkeit, Erbrechen
– Körperschwäche
– leichte Erregbarkeit und Reizbarkeit, Depressionen
– Untertemperatur, kalter Schweiß
– Müdigkeit, dauernde Erschöpfung, leichte Ermüdbarkeit
– Schlafstörung, Schlaflosigkeit
– Angstgefühl, Verhaltensstörung, Nervosität, Gedächtnis-
  schwäche, Benommenheit
– Gefühllosigkeit oder Kribbeln in Armen und Beinen
– Schwindelgefühl
– Zittern (Tremor)

Natürlich solltest du bei all diesen Symptomen erst einmal abklären, ob kein medizinischer Hintergrund vorliegt. Sollte es
keine Diagnose geben und du „leidest" weiterhin unter diesen
Symptomen, empfehle ich dir auf jeden Fall, eine Entgiftung
vorzunehmen.

Aber Achtung!!!

*Entgiftung kommt bei Hashimoto ganz am
Schluss. Erst wenn alle deine Organe im Gleichgewicht sind, deine Schilddrüse gut eingestellt
ist, solltest du dich an die Entgiftung machen.*

Wie funktioniert eine Entgiftung bei Hashimoto?

Hierzu solltest du wissen, wie Entgiftung überhaupt funktioniert. Leider ist es nicht damit getan, etwas Selleriesaft zu trinken bzw. Entgiftungspräparate einzunehmen. Wie ich oben schon erwähnt habe, ist die Entgiftungsfähigkeit geschwächt.

Was meine ich damit?

Eine Entgiftung läuft immer in 2 Phasen ab:

Phase 1

Hier scheidet der Körper wasserlösliche Toxine aus, fettlösliche Stoffe müssen in dieser Phase vom Körper umgewandelt werden, weil sie nicht einfach ausgeschieden werden können.

Bei der Umwandlung der fettlöslichen Stoffe entstehen für den Körper wiederum auch schädliche Stoffe. Ein Stoff ist zum Beispiel Ammoniak. Dieser wird freigesetzt, wenn der Körper entgiftet. Ammoniak kann durchaus Schaden im Körper anrichten, daher ist es wichtig, dass ab diesem Moment Phase 2 greift.

Phase 2

In dieser Phase der Entgiftung werden die körperschädigenden Substanzen wieder unschädlich gemacht. Nun gibt es aber verschiedene Faktoren bei Hashimoto, die Phase 1 oder Phase 2 beschleunigen oder verzögern. So kann es passieren, dass diese nicht korrekt hintereinander oder aber verzögert ablaufen. Passiert dies, entsteht eine Rückvergiftung. Deine Symptome werden schlimmer als vorher.

Wenn zum Beispiel in Phase 1 mehr Giftstoffe anfallen, als Phase 2 verarbeiten kann, dann sind Personen, die dies betrifft, deutlich mehr gefordert. Es kann hier also unterschiedliche Störungen geben: Phase 1 arbeitet nicht optimal oder Phase 2 ist verlangsamt oder eine der beiden Phasen arbeitet zu schnell.

Das Geheimnis ist ein Zusammenspiel von Phase 1 und Phase 2. Wichtige Faktoren, die Phase 1 und Phase 2 stören, sind Genmutationen wie MTHFR oder SOD.

Phase 1 beschleunigt bzw. verzögert sich durch:

— proteinreiche Ernährung
— Alkohol
— Kaffee
— Pestizide und Lacke
— Mangel an Vitamin C
— Mangel an B-Vitaminen
— Medikamente wie Antidepressiva (Diazepam)

Phase 2 verzögert sich durch:

— Medikamente wie z. B. Paracetamol
— Mangel an Zink, Selen oder Molybdän

Phase 2 aktivieren zum Gegensteuern:

— Zwiebeln, Knoblauch und die meisten Kohlarten
— ausreichende Versorgung mit Zink, Selen und Molybdän

Du hast also direkten Einfluss auf Phase 1 oder 2.

*Durch das Auffüllen von Nährstoffen, **bevor** du entgiftest. Medikamente meiden, die die Entgiftung beeinflussen oder Lebensmittel essen, die deine Verdauung unterstützen, hilft zusätzlich.*

Damit diese beiden Phasen optimal aufeinander abgestimmt laufen, sollten zuallererst alle Organe gut funktionieren.

Woran merkst du das?

An einer regelmäßigen Verdauung, an Wohlbefinden, keinen erhöhten oder erniedrigten Blutwerten ist das erkennbar.

> Ich empfehle sogar,
> die Entgiftung als letzten Schritt anzustreben.

Wie entgiftest du nun am besten?

Entgiftung läuft immer nach einem bestimmten Prinzip ab.

1. Schritt: Nährstoffe auffüllen

Du hast zwei Möglichkeiten, konsequent aufzufüllen. Einmal über die Nahrung und einmal über Nahrungsergänzungsmittel.

Diese Auffüllphase sollte 2 Wochen dauern. In diesen 2 Wochen führst du alle Nährstoffe zu, die wichtig sind:

Zink, Selen, Molybdän, Vitamin C und B-Vitamine

Bei den B-Vitaminen solltest du darauf achten, dass es sich hier um aktive B-Vitamine handelt, da es bei Hashimoto oft zu Genmutationen kommt, die die Umwandlung des B-Vitamins in eine aktive Form verhindern. Ein guter Weg, als Alternative zu einzelnen Nahrungsergänzungsmitteln, ist es, über Gerstengras oder Heidelbeerpulver die oben genannten Vitamine aufzufüllen.

Hierbei solltest du 2 Gläser pro Tag trinken (je 200 ml).

Diese Phase ist wichtig, um erst einmal dein Nährstoffdepot zu füllen. So kommst du viel besser durch die Entgiftungsphase.

2. Schritt: Auf körperlicher Ebene entgiften

Diesen Teil machst du so lange, bis du eine deutliche Besserung deiner Symptome bemerkst.

Hierbei würde ich dir einen Lebertee empfehlen, Leberwickel und grüne Smoothies.

Lebertee
Von diesem Tee trinkst du täglich 1–2 Tassen. Im Internet gibt es gute Shops, um sich die Teemischung zusammenstellen zu lassen:

—	Boldoblätter	20 Gramm
—	Löwenzahnwurzelpulver	50 Gramm
—	Japanischer Gelbwurz	15 Gramm
—	Pfefferminzblätter	15 Gramm
—	Wegwartenwurzelpulver	15 Gramm
—	Lavendelblüten	10 Gramm

Leberwickel mit Rizinusöl:

Du nutzt ein Kirschkernkissen oder eine Wärmeflasche.

Reibe 5 Tropfen des Öls in deine Handfläche und auf deine Leberregion (rechte Seite unter den Rippen). Darauf legst du einen lauwarmen Lappen und obenauf die Wärmflasche oder das Kirschkernkissen. Dies machst du zehn bis fünfzehn Minuten oder bis sich ein angenehmer Entspannungseffekt einstellt. In der Entgiftungszeit solltest du den Leberwickel täglich machen. Der Leberwickel sorgt für eine bessere Durchblutung der Leber und damit auch für eine bessere Entgiftung. Rizinusöl unterstützt diesen Effekt noch einmal zusätzlich.

Der grüne Smoothie
(kann auch abgewandelt werden, täglich 1x trinken)

– 1/2 Tasse gemischtes Grün
– 1 kleine Karotte
– 1/3 reife Avocado
– 1/2 Selleriestange
– 1 sehr kleine Gurke
– 2 Esslöffel Basilikum
– 2/3 Tasse Kokosmilch (Konserve)
– 1 Teelöffel Chiasamen
– 1 Esslöffel Bio-Erbsenprotein

Alles mixen und als Zwischenmahlzeit täglich trinken.

Bitte bedenke auch, dass du in diesen 2 Wochen unbedingt sehr viel trinken solltest (2 Liter pro Tag).

Um den Körper beim Ausscheiden der Giftstoffe optimal zu unterstützen, braucht es immer ein Bindemittel. Ich empfehle dir Aktivkohle, Heilerde oder auch Zeolith. Solltest du einen Druck im Leberbereich bekommen (unter dem rechten Rippenbogen), dann solltest du pausieren und nur noch das Bindemittel einnehmen.

3. Schritt: Entgiftung des Zentralnervensystems

Nicht nur unser Körper ist oft vergiftet, sondern auch unser Gehirn. Das Gehirn wird normalerweise durch die Blut-Hirn-Schranke geschützt. Diese schützt unser Gehirn vor Toxinen. Es gibt aber eine Reihe von Giftstoffen, die diese Blut-Hirn-Schranke trotz allem passieren können.

Blei, Arsen, Quecksilber, Kadmium, Palladium, Platin sind zum Beispiel Giftstoffe, die die Blut-Hirn-Schranke passieren können und dort Schäden anrichten. Im ersten Teil dieses Kapitels bin ich schon einmal auf typische Symptome eingegangen.

Wie entgiftet man das ZNS am besten?

Koriander ist das Entgiftungsmittel schlechthin für das Zentralnervensystem. Auch hier gibt es wieder zwei Möglichkeiten: entweder über den frischen Koriander, indem du ihn zum Beispiel in den Smoothies mitverarbeitest oder aber durch Koriandertropfen. Beim Entgiften mit frischem Koriander empfehle ich dir, eine Handvoll pro Tag in einen Smoothie zu geben. Bei den Koriandertropfen beginne bitte mit einer sehr geringen Dosierung.

Fünf Tropfen auf ein Glas Wasser sind ein guter Start.

Auch hier ist wieder das Bindemittel unheimlich wichtig. Bitte ergänze auch hier mit Aktivkohle, Zeolith oder Heilerde.

Was für Symptome sind bei der Entgiftung möglich?

Wir unterscheiden hier zwischen normalen Entgiftungssymptomen und Symptomen, die auf eine Rückvergiftung schließen lassen.

Normale Entgiftungssymptome sind:

Müdigkeit, leichte Kopfschmerzen, Durstgefühl, Appetitlosigkeit oder vermehrter Appetit, Druck unter dem rechten Rippenbogen (Leber), Aufwachen nachts zwischen 1 und 3 Uhr

Symptome, die auf eine Rückvergiftung schließen lassen:

Übelkeit, starke Schmerzen, Erbrechen, starke Kopfschmerzen, Schwindel

Im Falle einer Rückvergiftung solltest du sofort alles Entgiftende stoppen und viele Bindemittel einnehmen (siehe oben). Bei einem neuen Versuch solltest du dir Unterstützung holen. Gönne deinem Körper aber genug Pause zwischendurch.

Schmerzen

Ich versuche in diesem Buch möglichst viele der gängigen Symptome abzudecken, damit du einen Wegweiser bekommst und eine Richtung. Schmerzen sind ein sehr häufiges Hashimoto-Symptom. Die Bandbreite kann von Kopfschmerzen über Muskel- und Gelenkschmerzen, Rückenschmerzen, Karpaltunnelsyndrom, aber auch diffuse Schmerzen gehen. Es ist oftmals nicht leicht für die Betroffenen, diese zu beschreiben. Meist ist alles abgeklärt worden, aber die Schmerzen bestehen weiter.

Fibromyalgie

In diesem Zusammenhang sollte man auch die Fibromyalgie nennen, denn Schmerzen und Hashimoto, aber auch Fibromyalgie lassen sich nicht klar abgrenzen. Die Symptome verschwimmen oft und es ist wichtig, beides entsprechend zu behandeln.

Hier mal ein kurzer Ausflug in die Fibromyalgie. Hierbei handelt es sich um das chronische Schmerzsyndrom. Geprägt ist die Fibromyalgie von einer ganzen Bandbreite von Symptomen. Ich gebe dir hier einen Einblick. Bei Fibromyalgie wird zwischen psychischen und körperlichen Symptomen unterschieden.

Psychische Symptome

— Depressionen
— innere Unruhe
— Antriebslosigkeit
— Angststörungen

Körperliche Symptome

— schmerzhafte Druckpunkte (sogenannte Tender-Points)
— Schmerzen an den Sehnen
— Steifigkeit
— Brennen
— Kopfschmerzen, Migräne
— Reizdarm-Syndrom, häufig verbunden mit Bauch-
  schmerzen, Verstopfung oder Durchfall
— Reizblase (ständiger Harndrang)
— Schlafstörungen (Ein- oder Durchschlafprobleme)
— Müdigkeit und Erschöpfung
— Konzentrationsschwierigkeiten
— Schwellungsgefühle an Händen und Füßen, manchmal
  auch im Gesicht
— empfindliche Schleimhäute
— Restless-Legs-Syndrom
— Gelenk- und Muskelschmerzen

Die Standardtherapie der Schulmedizin setzt sich meist aus Antidepressiva und Schmerzmitteln zusammen. Doch da auch hier
der Weg zu Hashimoto fließend ist, würde ich dir bei beiden Erkrankungen immer empfehlen, erstmal den Hashimoto-Weg zu
gehen und im zweiten Schritt dann zu schauen, was sich von den
Symptomen her verändert. Oftmals lässt durch die Hashimoto-
Behandlung eine deutliche Besserung erreichen.

Leaky Gut

Neben Fibromyalgie ist ein wichtiger und nicht zu unterschätzender Faktor eine Kombination aus Leaky Gut (durchlässiger Darm) und Entzündungsreaktion. Durch den Leaky Gut gelangen Stoffe in die Blutbahn, die dort nichts zu suchen haben, aber eine Entzündungsreaktion auslösen. Diese zeigt sich oft in diffusen Schmerzen, Nervenschmerzen, inneren Schmerzen. Das heißt, du kannst viel verbessern, wenn du die Ernährung, wie im entsprechenden Kapitel beschrieben, anpasst.

Auch Toxine lösen häufig Schmerzen aus, die sich häufig in Gelenkschmerzen, aber auch in Rücken-, Nacken- oder Kopfschmerzen zeigen. Hier ist das Kapitel „Leber und Entgiftung" der richtige Weg für dich.

Diffuse Schmerzen sind oft in Kombination mit der Einnahme oder einem Zuviel an Jod verbunden. Bitte schau nochmal zurück, ob du in den letzten Tagen Jod zu dir genommen hast, wenn du immer wieder diffuse Schmerzen im ganzen Körper hast. Da die Reaktion zeitverzögert kommt, ist es hier besonders wichtig, dass du genau darauf achtest. Solltest du also ein bis zwei Tage nach dem Verzehr von Fisch beispielsweise Kopf- und Gliederschmerzen bekommen, ist die Wahrscheinlichkeit ziemlich hoch, dass es vom Jod kommt.

Ein weiterer wichtiger Punkt ist das Hormonelle. Viele Frauen berichten gerade vor Beginn ihrer Periode, bzw. in der zweiten Zyklushälfte, von vermehrten Schmerzen und Erschöpfung, gepaart mit diffusen Schmerzen. Solltest du dies beobachten, konzentriere dich bitte auf das hormonelle Kapitel.

Kommen wir zum letzten Punkt, warum man Schmerzen bei Hashimoto hat. Dies ist ein völlig neues, aber sehr häufiges Thema bei Hashimoto.

Übersäuerung!

Ein übersäuerter Körper schmerzt. Dies konnte in verschiedenen Studien festgestellt werden.

Schulmedizinisch sprechen wir von Über-säuerung, wenn das Blut sauer ist.

Lange bevor das passiert, ist jedoch schon der Körper über-säuert. Ein häufiger Faktor hierfür ist die falsche Ernährung, chronischer Stress etc. Wenn du häufig unter Angst leidest, Panik hast oder allgemein ein geringes Stresslevel hast, dann über-säuert dein Körper sehr schnell. Müdigkeit und Schlafstörungen sind immer Zeichen einer chronischen Übersäuerung. Zudem tragen Schlafstörungen dazu bei, dass dein Körper weiter über-säuert. Er erholt sich quasi nicht mehr.

Typische Symptome bei Übersäuerung:

— chronische Müdigkeit, Trägheit
— schlechte, fettige Haut – Pickel und Unreinheiten
— Zahnprobleme
— Magen- und Darm-Beschwerden wie Blähungen
— Übergewicht bzw. Neigung, schnell Gewicht zuzulegen
— Muskelverspannungen
— Kopfschmerzen und Migräne
— Cellulite

Wie kommt es zur Übersäuerung?

Typische Faktoren wie eine falsche Ernährung und viel Stress habe ich bereits erwähnt. Sport ist sehr oft hilfreich, aber bei einem Zuviel an Sport übersäuert dein Körper ebenfalls. Bei einer anstrengenden Sporteinheit entsteht in deinem Körper Milchsäure, die auch der Grund ist, warum es nach dem Sport zu Muskelkater kommt. Sind genug Erholungspausen gegeben, schafft der Körper das ohne Probleme. Trainierst du aber mehrere Tage nacheinander ohne Pause, kommt es zu einer Übersäuerung von Körper und Gewebe.

Gerade bei Schmerzen ist ein ganzheitlicher Ansatz sinnvoll, damit die Ursachen der Schmerzen behandelt werden, denn dein Körper zeigt sehr klar, dass etwas nicht stimmt.

Wie sollte man es am besten angehen?

Wenn du viel Zeit hast, würde ich dir empfehlen, eine Zeit lang basisch zu essen – allerdings ist diese Ernährungsform schon recht aufwendig, vor allem in der Umstellungsphase. Oftmals ist schon ein sehr guter Effekt mit einigen kleinen Unterstützungen zu erzielen.

Möchtest du deinen Säure-Basen-Haushalt im Alltag unterstützen, würde ich dir empfehlen, täglich ein bis zwei Gläser Gerstengras zu trinken. Dies ist basisch und schafft so eine gute Grundlage, auch wenn es mal „Ausrutscher" gibt.

Natronfuß- oder -vollbäder sind ebenfalls eine sehr gute Möglichkeit, um Säuren auszuleiten.

Ein weiterer wichtiger Punkt ist, dass du am besten mit einem Glas Wasser mit Zitrone in den Tag startest. Zitrone wirkt basisch und hilft dir also, mit einer basischen Grundlage zu starten.

Säuren meiden

Zu den Hauptsäurebildnern gehören Kaffee, Alkohol, Zucker, Weizenmehl und Fertigprodukte. Diese solltest du meiden, soweit es dir möglich ist und um einen Effekt zu sehen.

Ich empfehle, diese Säurebildner wirklich 30 Tage konsequent zu meiden und dann zu probieren, was du wieder verträgst und was du vielleicht gänzlich streichen solltest.

Allgemeine Tipps bei Schmerzen!

Ein wichtiges Mittel bei Schmerzen ist das MSM: organischer Schwefel. Dieser hilft vor allem wegen seiner stark entzündungs-hemmenden Eigenschaften und ist auf jeden Fall einen Versuch wert. Allerdings sollte MSM wirklich hoch dosiert eingenommen werden.

Auch bei Weihrauch ist es insbesondere die entzündungs-hemmende Eigenschaft, die eine schmerzlindernde Wirkung hat.

Bei chronischen Muskelschmerzen bewährt sich häufig der Einsatz von MSM oder Weihrauch. Auch ein gutes CBD-Öl lindert häufig die Schmerzen.

Wichtig ist es, dass du erst einmal den Weg raus
aus den Schmerzmitteln findest.

Gehen deine Muskelschmerzen auch mit chronischer Er-schöpfung einher und du vermutest Fibromyalgie, würde ich dir Vitamin B1 hochdosiert empfehlen. Dieser Mangel steht oft in Zusammenhang mit Schmerzen. Auch hier ist es sehr, sehr wichtig, dass du dich um den Aufbau deiner Nebennieren und deiner Leber kümmerst.

Was noch?

Schmerzen entstehen oft, weil die Muskeln schwach sind. Es ist wirklich wichtig, dass du davon weißt, denn es gibt häufig

Phasen, in denen man das Gefühl hat, keine Kraft in Armen und Beinen zu haben, oder man ist bereits nach einem Spaziergang völlig kaputt.

Dies liegt daran, dass die Schilddrüse sowohl deine Muskelanspannung als auch deine Muskelentspannung beeinflusst. Das heißt, der Muskel ist nicht in der Lage, sich lange genug anzuspannen. Dies bemerkt man vor allem dann, wenn man versucht, mit anderen sportlich mitzuhalten.

Muskelschwäche

Muskelschwäche ist sehr häufig bei Hashimoto. Sehr oft kommt die Frage, ob es in irgendeiner Art und Weise mit Hashimoto zu tun hat. Ja, hat es. Oft ist dies sogar das erste Symptom, das überhaupt auffällt, denn man schafft es nicht mehr, die Treppen zu steigen, Fahrradfahren fällt schwer, die Haltung lässt nach usw.

Als Kind wurde mir zum Beispiel sehr oft gesagt, dass ich gerade sitzen und auf meine Haltung achten soll. Dass ich dies gar nicht konnte, weil damals schon meine Schilddrüse ein Problem war, wurde mir erst viel später klar. Meine Haltung hat sich erst verändert, seitdem ich auch mein Hashimoto im Griff habe.

Sowohl Über- als auch Unterfunktion verändern nachhaltig den muskulären Stoffwechsel, aber auch den Muskeltonus (Anspannung und Entspannung). Dauernde Kälte (feuchte Kälte) und starke körperliche Belastung verstärken die Symptome.

1. Schritt

In erster Linie solltest du umfassend deinen Vitamin- und Mineralstoffhaushalt auffüllen.

Wichtige Elemente, die bei Muskelschwäche fehlen: Selen, Magnesium, Vitamin D, B-Vitamine.

2. Schritt

Ein weiterer wichtiger Schritt ist das Überprüfen deiner Schilddrüsenwerte. Wenn ein Wert nicht passt, solltest du hier entsprechend unterstützen.

3. Schritt

Nebennieren unterstützen – sehr oft und sogar in den meisten Fällen ist eine starke Erschöpfung an deiner Muskelschwäche beteiligt. Du solltest also auch hier im entsprechenden Kapitel ansetzen.

Ein ganz wichtiger Faktor bei der Muskelschwäche ist das Einhalten deiner Reserven. Du solltest immer schauen, dass du dir nicht zu viel zumutest. Ein Zuviel kann dann ganz schnell in Richtung Erschöpfung gehen. Gerade in der Erholungsphase solltest du zum Beispiel weniger Sport treiben.

Kinderwunsch

Erst einmal möchte ich allen den Wind aus den Segeln nehmen, denn es spricht nichts gegen eine Schwangerschaft bei Hashimoto. Viele Frauen werden völlig unkompliziert schwanger, auch bei Hashimoto, deshalb solltest du dir nicht schon vorher den Kopf zerbrechen.

Aber es gibt einige Dinge, die du bei einer Schwangerschaft bei Hashimoto beachten solltest.

Die ersten Schritte

Solltest du einen Kinderwunsch haben, dann wäre es wichtig, schon vor dem „Üben" mit dem Auffüllen von Nährstoffen zu beginnen. Denn wenn du davon ausgehst, dass Hashimoto mit einer Nährstoffverarmung einhergeht, so ist klar, dass dies auch einer Schwangerschaft nicht gerade zuträglich ist, geht es hier doch darum, zwei Menschen zu versorgen.

Am besten füllst du Nährstoffe über die Ernährung auf, eine gesunde, ausgewogene Ernährung sollte hier das A und O sein. Zusätzlich würde ich dir in jedem Fall empfehlen, Gerstengras in deine Ernährung zu integrieren, da du hier eine ideale Nährstoffkombination hast, um dich mit grundlegenden, wichtigen Nährstoffen zu versorgen. Solltest du Heuschnupfen haben oder Histamin nicht vertragen, dann nimm Heidelbeerpulver.

Wichtige Nährstoffe bei Kinderwunsch

Anders als im Normalfall ist Selen in der Schwangerschaft von enormer Wichtigkeit, weil es die Antikörperaktivität drückt und auch die Schubreaktion von Hashimoto. Man nutzt dies in der Schwangerschaft also, um jegliche Schilddrüsenreaktion zu vermeiden und Hashimoto relativ „still" zu halten. Dies ist wichtig, weil es sowohl in der Über- als auch in der Unterfunktion zu einer Fehlgeburt oder nicht optimalen Einnistung kommen kann.

Dies sind die fünf wichtigsten expliziten Nährstoffe, die eine Rolle spielen, wenn es um Schwangerschaftsprobleme geht:

1. Magnesium

Natürlich äußert sich auch hier ein Mangel durch bestimmte Symptome.

Symptome bei Magnesiummangel:

Schlafstörungen, Reizbarkeit, Unruhe, Panik, Angst, Schwindelanfälle, Benommenheit, Erschöpfung, Schwächegefühl, Geräuschempfindlichkeit, Gefühle der Beklemmung vor allem beim Atmen, Herzrasen, Herzunruhe, Bluthochdruck.

Kopfschmerzen, Migräne, Muskelzittern, Augenlidzucken, Waden- und Muskelverspannungen, Rückenschmerzen, Kribbeln, Taubheit in Händen und Füßen.

Appetitlosigkeit, Übelkeit, Verstopfung, Krämpfe im Darm, Blähungen, Schmerzen in der Gallenblase, Schwangerschaftserbrechen, Neigung zu Wassereinlagerungen und vorzeitige Wehentätigkeit

Hier ist es wichtig, welches Magnesium du einnimmst. Viele reagieren bereits auf Kleinstdosen mit Durchfall. Es gibt verschiedene Präparate mit verschiedenen Wirkweisen. Bitte suche dir in der folgenden Auflistung das Passende für dich heraus.

Welches ist das Richtige für dich?

MAGNESIUM BISGLYCINAT/GLYCINAT

- nicht abführend
- besserer Schlaf

MAGNESIUM MALAT

- gibt Energie
- für viele Menschen zu stimulierend (Unruhe)

MAGNESIUM OXID

- schlechte Aufnahme
- abführend

MAGNESIUM CITRAT

- besserer Schlaf / entspannend
- leicht abführend

MAGNESIUM THREONAT

- passiert die Blut-Hirn-Schranke (wichtig für unruhige, ängstliche Menschen)
- schlechte Bioverfügbarkeit

Suche dir nun das passende Magnesium raus und integriere es täglich in der Kinderwunschzeit, aber auch in der Schwangerschaft.

Wichtig hier!

3 Wochen vor Geburt absetzen, damit eine normale Wehentätigkeit entstehen kann.

2. Selen

Wie schon erwähnt, ist hier Selen unglaublich wichtig. Du solltest schon in der Kinderwunschzeit beginnen und die Seleneinnahme auch in der Schwangerschaft fortführen. 250 µg sollten es täglich sein. Dadurch hältst du dein Hashimoto relativ ruhig und senkst deine Antikörper, damit dein Kind keine erhöhte Neigung für Schilddrüsenerkrankungen hat.

Symptome für Selenmangel:

Infektanfälligkeit, schuppige und blasse Haut, Haarausfall, Muskelschwäche, Müdigkeit.

3. Jod

Ebenfalls sehr wichtig in der Schwangerschaft ist Jod. Es ist für die Entwicklung des Embryos wichtig, dass du Jod in deine Ernährung integrierst. Du solltest aber nicht zu Algenpräparaten greifen oder zusätzlich Jod einnehmen, weil es hier zu Schüben bei Hashimoto kommen kann und das für deine Schwangerschaft nicht förderlich wäre. Versuche, deine Jodversorgung über deine Ernährung zu decken.

Wichtige Jodlieferanten sind:

— Fisch (Lachs, Schellfisch, Scholle, Kabeljau)
— grünes Blattgemüse (Spinat, Feldsalat, Brokkoli)
— Cashew-, Wal- und Erdnüsse
— Milchprodukte (wenn du sie verträgst)

4. Kupfer

Kupfer, ja du hast richtig gelesen. An Kupfer denkt niemand, der an eine Schwangerschaft denkt, aber gerade Kupfer steht in Zusammenhang mit vielen Schwangerschaftsproblemen. Kupfermangel macht sich bemerkbar durch einen dauerhaft niedrigen Eisenwert (Ferritin), der sich nicht anheben lässt. Kupfer erhöht die Aufnahme von Eisen, wenn du also zu wenig Kupfer hast, geht auch dein Eisenwert nicht optimal hoch.

Weitere Symptome:

Müdigkeit, schlechte Leistungsfähigkeit, Schwäche und ein anfälliges Immunsystem. Auffällig bei Kupfermangel sind das frühzeitige Ergrauen der Haare und Pigmentstörungen der Haut. Auch Depressionen stehen in Zusammenhang mit Kupfermangel.

Raucher, aber auch Diabetiker haben sehr häufig Kupfermangel. Kupfermangel steht in der Kinderwunsch- und Schwangerschaftszeit in Verbindung mit Fehlgeburten oder Unfruchtbarkeit.

Ein Kupfermangel lässt sich gut über die Ernährung decken, sollte aber auch mit Nahrungsergänzungsmitteln ausgeglichen werden, wenn du dich bei obigen Symptomen erkennst.

Kupfer über die Ernährung zuführen:

Quinoa, Haferflocken, Gerste, Reis und Rindfleisch sind sehr gute Kupferlieferanten.

5. B-Vitamine

Dies ist ebenfalls ein sehr wichtiger Punkt bei Hashimoto, da es durch Vitamin-B-Mangel zu den typischen Symptomen Schwangerschaftsübelkeit, extreme Müdigkeit etc. kommt.

Vitamin-B-Mangel ist gerade bei Rauchern und bei der Einnahme bestimmter Medikamente wie der Antibabypille und Antidepressiva sehr häufig. Es ist also immer gut, hier über die Ernährung vorzubeugen.

Wichtig hierbei:

Von B-Vitaminen bitte nur die aktiven Formen verwenden, da diese gut aufgenommen werden können. In typischen Schwangerschaftspräparaten sind meist nur die inaktiven Formen.

Wichtige weitere Präparate, die dich bei deinem Kinderwunsch unterstützen:

Cordyceps: Stärkung der Nebennieren und Steigerung der Produktion von befruchtungsfähigen Eizellen
Yamswurzel: hormonelle Unterstützung, um die Grundlage für eine gesunde Schwangerschaft zu schaffen
Inositol: wenn es hormonelle Ungleichgewichte durch PCO oder Endometriose gibt

Schwanger, wie vorgehen?

Erst einmal darfst du aufatmen, da es in der Schwangerschaft mit Hashimoto meist zu einem gesteigerten Wohlbefinden kommt. Das heißt, die meisten Frauen haben einen Rückgang ihrer Beschwerden und fühlen sich recht wohl.

Da dein Schilddrüsenhormonbedarf um 30 bis 50 Prozent steigt, solltest du unbedingt deinen Frauenarzt sehr zeitig aufsuchen und deine Schilddrüsenhormondosis gegebenenfalls anpassen. Meist bedarf es einer Anpassung um 25 mg nach oben. Du solltest auf keinen Fall in eine Über- oder Unterfunktion rutschen.

In der Schwangerschaft ist eine engmaschige Kontrolle wichtig, vor allem in den ersten 12 Wochen solltest du alle 4 Wochen zum Arzt gehen oder anderweitig deine Werte überprüfen lassen, denn der Bedarf kann sich hier ganz stark verändern. Nach der 12. Woche reicht eine normale Kontrolle aus.

Die engmaschige Kontrolle in den ersten Wochen ist deshalb so wichtig, weil dein Kind ab der 20. SSW eine eigene Schilddrüse hat. Zu diesem Zeitpunkt solltest du sehr gut eingestellt sein.

Du solltest in der Schwangerschaft weiterhin Selen, Magnesium und B-Vitamine einnehmen, um eine optimale Versorgung zu gewährleisten.

Des Weiteren empfehle ich einen Entzündungshemmer aus Omega-3-Fettsäuren. Dieser hilft ebenfalls, Entzündungen zu minimieren und so für eine reibungslose Schwangerschaft zu sorgen.

Ansonsten ist alles wichtig, was dir gut tut: Ruhe, Entspannung, gute Ernährung, aber auch etwas Bewegung. Für dich gilt also dasselbe wie für alle anderen Schwangeren.

In den letzten drei Wochen vor der Geburt solltest du Magnesium absetzen, da dies sonst das Einsetzen der Wehen verzögern kann.

Für dich kommt der wichtigste Punkt dann nach der Geburt. Das ist der Zeitpunkt, ab welchem es den meisten Betroffenen wieder schlechter geht. Aber keine Sorge, auch hier kannst du sehr gut vorbeugen, damit du dich einfach gut fühlst und die erste Zeit genießen kannst.

Ein wichtiger Punkt ist, dass du vorkochen solltest. Mehr noch als bei allen anderen Schwangeren ist es für dich absolut wichtig, dass du sehr, sehr regelmäßig isst. Also hole dir gerne Hilfe ins Boot, lass dich bekochen oder koche viel vor. Hier solltest du vor allem Eintöpfe oder Suppen bevorzugen, um deine Nebennieren schnell wieder aufzubauen. Bei der Wochenbettdepression handelt es sich sehr oft um stark geschwächte Nebennieren durch die Geburt. Da deine Nebennieren durch die Blutung und Geburt oft stark beeinträchtigt sind, solltest du sie sehr gut mit regelmäßigem Essen, aber auch vielen Ruhepausen aufbauen. Je besser du dich daran hältst, desto besser wird es dir gehen.

Eine Empfehlung, die ich dir geben kann, ist direkt nach der Geburt mit dem Cordyceps anzufangen, denn dadurch fängst du ein Tief sehr gut ab und stärkst deine Nebennieren zusätzlich sehr effektiv.

Bitte achte auch direkt nach der Geburt auf die Anpassung deiner Schilddrüsenhormondosis. Diese sollte wieder nach unten angepasst werden, weil dein Bedarf sinkt und du nicht in die Überfunktion rutschen solltest.

Solltest du dich in oder nach den Wechseljahren befinden, sind für dich ganz andere Sachen zu beachten. Denn die Wechseljahre sind ein unheimlich großer Trigger. Es kommt zu starken Veränderungen im Hormonsystem und damit auch zu Hashimoto. Sehr oft sinkt der Bedarf an Schilddrüsenhormonen nach den Wechseljahren und trotz allem verschlechtert sich oft die Symptomatik. Die Symptome greifen ineinander über und so ist es oftmals gar nicht möglich zu unterscheiden, ob die Symptome von den Wechseljahren oder vom Hashimoto kommen. Aber in allererster Linie kannst du davon ausgehen, dass Hashimoto deine Wechseljahrbeschwerden schlimmer macht. In den Wechseljahren entsteht häufig eine starke Östrogendominanz und ein Mangel an Progesteron.

Fehlt jedoch Progesteron, kann sich eine Schilddrüsenhormonresistenz entwickeln. Hierbei sind deine fT3- und fT4-Werte im Normbereich – du bist also gut eingestellt, aber dein TSH ist trotz allem sehr hoch. Dein Körper gibt nun das Signal, dass zu wenig Schilddrüsenhormone vorhanden seien, obwohl das nicht stimmt. Daraus entwickelt sich oft ein Teufelskreis aus Gewichtszunahme, Fettverteilungsstörung (Lipödem) und auch relativ oft Schlafprobleme. Diese sind ebenfalls oft Zeichen eines Progesteronmangels. Hier ist es wichtig, nicht über die Schilddrüsenhormone an sich zu regulieren, sondern über die hormonelle Basis zu gehen. Wenn das hormonelle Gleichgewicht wieder stimmt, dann entwickelt sich oft auch die Schilddrüsenunterfunktion zurück.

Temperatur in und nach den Wechseljahren

Oftmals ist es in den Wechseljahren schwierig, eine Temperatur-kurve zu führen, die hormonelle Schwankungen zeigt. Die Kurve flacht mit den Wechseljahren immer mehr ab und es kommt zu einem Angleichen, so dass du fast durchgehend dieselbe Temperatur hast. Diese sollte bei 36,6–36,8 °C liegen. Fördern und ausgleichen kannst du das hormonelle Gleichgewicht sehr gut über folgende Kräuter und/oder Nahrungsergänzungsmittel:

Mönchspfeffer gehört zu den nicht heimischen Pflanzen, ist jedoch eine der bekanntesten Heilpflanzen zur Behebung von Progesteronmangel, da er die körpereigene Progesteron-produktion anregt.

Frauenmantel gehört zu den wichtigsten Heilkräutern für Frauen und ist bei einer Vielzahl von Frauenleiden sehr hilf-reich. Es enthält Phytohormone, die dem Progesteron ähneln.

Schafgarbe mit ihren Phytohormonen ist überwiegend progesteronartig. Sie ist ein vielseitiges Heilkraut, das nicht nur in der Frauenheilkunde angewandt wird, sondern auch einen überaus positiven Einfluss auf den gesamten Organismus hat.

Nachtkerzenöl hat sowohl einen positiven Einfluss bei Östrogen- als auch Progesteronmangel und regt den Eisprung an. Besonders gut eignet sich das hochdosierte Nachtkerzenöl.

Yamswurzel ist ebenfalls sehr gut geeignet, denn sie enthält Vorstufen des Progesterons und unterstützt so ebenfalls eine Erhöhung des Progesteronspiegels. Diese kannst du in Kapsel-form, als Tinktur oder Tee verwenden.

Insgesamt ist es natürlich so, dass nach den Wechseljahren die Hormonproduktion abfällt, aber einige Frauen brauchen doch natürliche Unterstützung, um sich wohlzufühlen, auch nach den Wechseljahren.

Viren und Bakterien

EBV, Herpes, Streptokokken und Borrelien

Die virale Belastung bei Hashimoto ist relativ hoch. Viren gelten als Hauptauslöser von Hashimoto. Umso wichtiger ist es, dass du diese auch in deinen Behandlungsplan mit aufnimmst. Du kannst noch so viele Nahrungsergänzungsmittel nehmen und deine Ernährung umstellen, wenn du aber z. B. reaktives EBV hast, wirst du immer wieder Schwierigkeiten bekommen. Wir sprechen hier erst einmal nur von den wichtigsten Viren, denn damit hast du wahrscheinlich schon genug zu tun.

Die wichtigste Rolle spielen EBV-Erreger (Pfeiffersches Drüsenfieber), Herpesviren, Borrelien und Streptokokken aus der Gruppe der Bakterien. Alle wirken extrem schwächend aufs Immunsystem. Viele dieser Erreger sind reaktiv in unserem Körper. Das heißt, sie flammen immer wieder auf. Kommt eine bestimmte Kombination zusammen, wird der Erreger aktiv und schwächt unser System. Du kennst dieses Phänomen wahrscheinlich vom Herpesvirus, der in bestimmten Situationen zum Ausbruch kommt, und zwar immer und immer wieder.

Bevor wir zu den Erregern kommen, ist es für dich wichtig zu verstehen, dass all diese Erreger eine bestimmte Grundlage brauchen, um zu „überleben".

Wir bieten mit Hashimoto die perfekte Grundlage.

Diese Erreger brauchen zum Beispiel ein „schwankendes" Immunsystem, viele Giftstoffe und auch eine erhöhte Stressreaktion. Natürlich spielen auch hier wieder Nährstoffmängel mit rein.

Dass du diese Erreger auf jeden Fall behandelst, ist so wichtig, weil sie selber Toxine bilden. Das heißt, du hast nicht nur eine starke Giftstoffbelastung, weil deine Leber schlecht arbeitet, es kommt auch noch die Toxinbelastung durch diese Erreger hinzu.

Ich gebe dir im Folgenden einen Überblick über jeden Erreger.

Epstein-Barr-Virus

Die Erkrankung zum Virus heißt Pfeiffersches Drüsenfieber, bestimmt hast du schon in irgendeiner Art davon gehört oder weißt sogar, dass du diese Erkrankung hattest. Der EBV-Erreger gehört dem Grundstamm der Herpes-Gruppe an.

Um den EBV-Erreger zu haben, musst du irgendwann in deinem Leben daran erkrankt sein – meist passiert das im Kindes- oder Jugendalter. Da sich diese Erkrankung oftmals wie eine Grippe oder Angina äußert, wissen viele Menschen gar nicht, dass sie das Pfeiffersche Drüsenfieber überhaupt hatten.

Nachdem es zu dieser Ersterkrankung gekommen ist, gibt es zwei Varianten: in der ersten heilt die Erkrankung folgenlos aus, bei der zweiten Variante verbleibt das Virus aber im Körper und wird reaktiv, es bricht also immer wieder aus, wenn Stressfaktoren von außen dazukommen.

Ist dies der Fall, reagiert das Virus immer wieder im Verlauf deines Lebens. Dies kann sich zum Beispiel in Fieberschüben äußern, in einem starken Krankheitsgefühl, ohne richtig krank zu werden, in Schmerzen oder aber auch psychischen Komponenten wie Ängsten, starker Unruhe etc.

Auf lange Sicht schwächt EBV den Körper extrem. Es kommt zu starker Erschöpfung und CFS (= chronisches Erschöpfungssyndrom).

Symptome:

− Verschiebungen bei den Blutkörperchen (Leukozyten, Thrombozyten)
− rheumaähnliche Gelenkbeschwerden
− Rücken- und Muskelschmerzen
− Schwellung der Lymphknoten
− Vergrößerung der Milz
− chronische Müdigkeit − bis zum kompletten CFS
− innere Unruhe
− Kopfschmerzen
− Schwindel
− psychische Störungen (Stimmungsschwankungen, Ängste)
− leicht erhöhte (subfebrile) Körpertemperatur
− Konzentrationsstörungen
− Schlafstörungen
− Nervenschmerzen
− Schilddrüsenstörungen
− Herzklopfen

Schulmedizinisch werden hier nur die Symptome beim akuten Auftreten behandelt, es gibt jedoch keine präventive Behandlung.

Herpesviren

Herpesviren kennen die meisten Menschen vom Lippen-
herpes, aber es gibt auch den Genitalherpes. Im Grunde verhält sich auch hier das Virus sehr ähnlich wie das EBV-Virus.
Es kommt immer wieder zum Ausbruch, wenn eine bestimmte
Konstellation zusammenkommt. Herpesviren haben also, wie
das EBV-Virus, die Fähigkeit, lebenslang im Körper eines
Menschen zu verweilen.

Symptome:

Typisch sind allgemeines Unwohlsein, Abgeschlagenheit, Kopfschmerzen, Fieber und manchmal Übelkeit. Während dieser
Prodromalphase kommt es an den Stellen, wo schließlich die
Bläschen entstehen, häufig zu einem Jucken oder Kribbeln, auch
leichte Schmerzen sind möglich.

**Schulmedizinisch wird auch hier nur
symptomatisch behandelt, es gibt jedoch
keine vorbeugende Behandlung.**

Streptokokken

Streptokokken sind Bakterien, deren meiste Stämme harm-
los sind. Einige gelten jedoch als Auslöser für chronische Erkrankungen. Grundauslöser ist hier häufig eine Mandelentzündung, von dort gelangen die Erreger in die Blutbahn und zur
Schilddrüse und lösen dort Schilddrüsenfunktionsstörungen
aus.

Symptome:

ähnlich wie Mandelentzündung, Angina

**Schulmedizinisch wird ein Antibiotikum
verabreicht.**

Borreliose

Borrelien lösen chronische Gelenk- und Muskelentzündungen
aus. Der Erreger hat eine Menge Überlebensstrategien entwickelt. In beschwerdefreien Phasen zieht sich die spiralförmige
Bakterie tief ins Gewebe zurück und nimmt eine runde, ab-
gekapselte Form an, damit sie für das Immunsystem oder Antibiotika nicht mehr angreifbar ist. Die Infektion ist dann oft auch
nicht nachweisbar. Man kann nur über den Umweg der Anti-
körperbildung feststellen, ob eine Abwehrreaktion auf Borrelien
stattgefunden hat. Wie viele Borrelien aktuell noch vorhanden
sind, erfährt man jedoch nicht. Findet man keine Antikörper, ist
das auch nicht wirklich aussagekräftig, denn das Ergebnis kann
falsch negativ sein, wenn das Immunsystem trotz Infektion
nicht reagiert hat.

Symptome:

– Abgeschlagenheit
– leichtes Fieber
– Muskel- und Gelenkschmerzen

- Kopfschmerzen
- Schweißausbrüche
- Konjunktivitis
- Magen- und Darm-Beschwerden und Lymphknotenschwellungen

Schulmedizinische Therapie: Antibiose

Bei allen Viren und Bakterien macht es unbedingt Sinn, sie auch mit alternativen Methoden zu behandeln, um so den Behandlungserfolg zu unterstützen.

Was du noch wissen solltest – Bakterien und Viren „klauen" häufig unsere Eisenspeicher.

Wie geht's weiter?

Wenn es dir gut geht – auch mit Hashimoto – und du wenig bis keine Beschwerden mehr hast, geht es in allererster Linie um das Halten dieses Zustandes, aber auch ums weitere Verbessern.

Meine Empfehlung ist, dass du dich im Alltag immer sehr gut mit Nährstoffen versorgst. Wichtige Vital- und Mineralstoffe, die du beibehalten solltest, sind auf jeden Fall Magnesium und Vitamin D. Es geht darum, dass du in kein Nährstoffdefizit mehr reinrutschst. Wenn du davon ausgehst, dass Hashimoto, um zu entstehen, einen kaputten Darm braucht, Nährstoffmangel, Toxine (überlastete Leber) und meist einen Erreger und Stress, dann weißt du auch, worauf du im weiteren Verlauf deines Lebens achten musst. Zur kontinuierlichen Entgiftung würde ich dir Gerstengras empfehlen – dies macht eine leichte Entgiftung, so dass deine Leber nicht mehr in eine Überlastungssituation kommt. Um Stress zu vermeiden, empfehle ich dir dringend, deine Lebensumstände zu verändern, denn du darfst und musst sogar einen gesunden Egoismus an den Tag legen. Nur wenn du gut auf dich achtest, wirst du nicht mehr in einen solchen Gesundheitszustand kommen. Also schau durch deinen Alltag und finde heraus, was die Eckpunkte sind, die dir zusetzen und an welchen Stellen du dich stresst oder von außen stressen lässt. Die Viren- und Bakterienbehandlung würde ich dir immer mal wieder empfehlen. Ich selbst mache diese halbjährlich. So vermeidest du eine erneute Aktivierung des EBV oder anderer Erreger. Deinen Darm kannst du ebenfalls sehr gut pflegen, wenn du darauf achtest, Dinge zu meiden, die dir einfach nicht gut tun. Auch hier ist Gerstengras ein wichtiger Faktor, weil es der Darmschleimhaut zu regenerieren hilft.

Hör auf zu springen!

Meine Beobachtung der letzten Jahre war oft, dass Frauen schon einen guten Ansatz hatten, es ihnen aber nicht schnell genug ging und sie dann zu einem anderen Ansatz übergingen, dann wieder zum nächsten und so weiter. Diese Leute schaffen es kaum, auf Dauer ein gutes Ergebnis zu erhalten. Es ist so wichtig für dich, dass du dabei bleibst, wenn du ein System gefunden hast, bei dem du merkst, dass es dir Verbesserungen bringt. Gib deinem Körper die Chance, dass er sich auch wirklich regenerieren kann – das braucht neben den richtigen Maßnahmen auch eine gehörige Portion Zeit und Geduld. Wenn du also beobachtest, dass sich einige Dinge schon zum Positiven verbessern, dann bist du auf dem richtigen Weg. Mach damit weiter, bleib dran und gib dir und deinem Körper die Zeit, die er benötigt.

Du bist nie fertig!

Ja, das hört sich jetzt vielleicht deprimierend an, aber du bist nie fertig, denn dein Leben geht weiter und es kommen neue andere Herausforderungen. Und wenn es uns besser geht, vergessen wir meist schnell, wie schlecht es uns mal gegangen ist und leider auch die Gewohnheiten, die dazu beigetragen haben, dass es uns schlechter ging. Du solltest dich immer selbst reflektieren, ob du wieder an deine Grenzen gehst oder diese immer noch achtest, ob du dich für andere aufopferst, wem du deine Zeit schenkst usw.

Wenn du meine Tipps zur Daueranwendung einhältst, solltest du aber auch über diese Stolpersteine des Lebens gut hinwegkommen. Im Grunde ist es ja im Leben immer so: Wir sind nicht fertig und es wäre ja auch schlimm, wenn wir irgendwann mit allem fertig wären.

Also schau immer wieder ins Buch, gehe durch, ob du irgendetwas nicht mehr beachtest oder eines deiner Organe wieder einmal unterstützen solltest.

Häufige Fragen

Im Anschluss möchte ich dir eine Q&A-Liste zur Verfügung stellen. Das sind häufig gestellte Fragen, die mir in meiner Arbeit immer wieder begegnen. Ich hoffe, dass sie dir weiterhilft, um mehr Klarheit zu bekommen. Mehr Q&A findest du dann im Bereich „Fibelmaterial"

Hohe Cholesterinwerte: Warum?

Cholesterin ist ein Zeichen für zu viel Stress. Man sagt aber auch, dass hohe Cholesterinwerte mit einer falschen Ernährung einhergehen. Dies ist natürlich richtig, aber auch Stress erhöht die Werte. Cholesterin bildet praktisch den Puffer, um ein Fortlaufen der Hormonproduktion zu sichern. Die Leber kann aus Cholesterin sämtliche Steroidhormone nachbilden, wie zum Beispiel, Cortisol, Aldosteron und Testosteron, aber auch die wichtigsten Sexual- und Stresshormone.

Sinkt zum Beispiel dein Cholesterinwert stetig ab, wie bei chronischer Erschöpfung, Schwangerschaft oder auch Fehlen der Hormone durch Entfernung der Gebärmutter, aber auch durch Cholesterinsenker, fehlt es am Grundbaustoff für wichtige Hormone. Im Grunde ist Cholesterin der Grundbaustoff aller Hormone. Dein Körper fährt also die Cholesterinproduktion hoch, um genug Stresshormone und Sexualhormone bilden zu können. Natürlich ist es wichtig, bei der Ernährung anzusetzen. Du solltest aber auch unbedingt deine Nebennieren unterstützen, um mit Stress besser umgehen zu können.

Hier eignen sich zum Beispiel: Rhodiola Rosea und Cordyceps.

Warum kommt es vermehrt zu Blasenentzündungen im Rahmen von Hashimoto?

Hashimoto beeinflusst die Schleimhäute des kompletten Körpers. Wir betrachten die Blase häufig einzeln, aber viel mehr ist unsere Blase Teil eines kompletten Schleimhautsystems. Wenn deine Schleimhäute allgemein trocken sind, wenn du zum Beispiel trockene Augen hast, einen trockenen Mund oder auch vaginale Trockenheit, so wird sich dies auch in deiner Blase zeigen. Oft gibt es einen Zusammenhang zwischen Blasenentzündung und Darmproblemen. Hierbei kommen insbesondere Bakterien und Erreger wie Candida, Darmbakterien, Parasiten oder auch SIBO zum Tragen.

Du findest Schleimhäute in deinem ganzen Körper – im Magen, im Darm, in der Nase, im Mund, in den Augen, in der Gebärmutter, also im Grunde in deinem ganzen Körper. Hast du Hashimoto, so kommt es in der Über-, aber auch Unterfunktion häufig zu Trockenheit oder Verschleimung, aber auch zu Juckreiz, ohne dass es einen Pilz gibt.

Solltest du starke Probleme mit deiner Blase haben und häufig zu Blaseninfekten neigen, ist mein erster Tipp, Zucker wegzulassen. Der zweite wichtige Tipp ist, deine Schilddrüseneinstellung genau zu überprüfen. Wenn du das Kapitel zur Schilddrüseneinstellung genau durchgearbeitet hast, sollten auch deine Blaseninfekte deutlich abnehmen. Ist dies nicht der Fall, ist es unheimlich wichtig, deinen Darm aufzubauen.

Der Darm hat ebenfalls direkten Einfluss auf die Blase. Du kannst hier sehr gut mit Probiotika arbeiten, solltest aber immer darauf achten, dass du keine Lebensmittel zu dir nimmst, auf die du unverträglich reagierst. Mein Geheimtipp für die Schleimhäute ist: Aloe Vera und Vitamin E. Beide Produkte bauen nicht nur die Schleimhaut auf, sondern haben auch andere wertvolle Effekte auf deinen Körper. Zum Beispiel ist Aloe Vera sehr gut geeignet, weil es Verdauungsenzyme enthält, die deine Bauchspeicheldrüse unterstützen.

Erinner dich bitte daran, dass die Bauchspeicheldrüse eine große Baustelle bei Hashimoto bildet. Auch in den Wechseljahren sind trockene Schleimhäute relativ häufig, was jedoch auf ein hormonelles Ungleichgewicht zurückzuführen ist. Bitte lies hier noch einmal genauer im hormonellen Kapitel nach.

Hilft es, wenn ich mir meine Schilddrüse entfernen lasse?

Um es ganz kurz zu sagen: Nein! Solltest du Schilddrüsenknoten haben, die deine Atmung behindern oder die Nahrungsaufnahme, dann ist die Entfernung durchaus sinnvoll und anzuraten. Auch bei Schilddrüsenkrebs ist die logische Konsequenz die Schilddrüsenoperation. Aber wenn du „nur" Hashimoto hast oder kleine Knoten, die sich aber nicht weiter verändern, dann ist eine OP nicht sinnvoll. Wie ich dir im ersten Kapitel erklärt habe, ist das Problem von Hashimoto nicht die Schilddrüse an sich, sondern dein Immunsystem. Dieses reagiert „falsch" und neigt zu überschießenden Reaktionen. Lässt du dir nun die Schilddrüse entfernen, wirst du mit ganz großer Sicherheit an anderer Stelle Probleme bekommen, denn dein Immunsystem ist immer noch nicht intakt. Meist kommt es nach einer Operation zu größeren Schwierigkeiten und den Betroffenen geht es noch schlechter. Ich würde immer zuerst den Weg wählen, der deine Gesundheit ganzheitlich unterstützt.

Mehr Q&A findest du im Bereich „Fibelmaterial"

Fibelmaterial

Hier findest du nochmal den Link zu deinen Arbeitsblättern und weiteren wichtigen Informationen aus dem Buch. Als Dankeschön und Unterstützung findest du hier weitere Vorteile aus meiner Zusammenarbeit mit ausgewählten Partnern, die dich auf deinem Weg in deine Symptomfreiheit begleiten sollen. Zudem erhältst du Zugriff auf das Videoarchiv meiner Live-Termine zu Hashimoto und schilddrüsenrelevanten Themen.

www.hashimotobalance.de/fibelmaterial

(Du kannst dieses Bild, auch „QR-Code" genannt, mit deinem Smartphone, bzw. eine QR-Code-App scannen und kommst damit auf meine Webseite.)

Weitere Unterstützung

Hier findest du immer eine aktuelle Übersicht an Kursen, ich erkläre, wie ich online mit dir zusammenarbeite. Zudem hast du die Möglichkeit, dich in meinem Newsletter einzutragen. Ich freue mich auf dich!

Meine Website

www.hashimotobalance.de

Facebook

Möchtest du weitere Unterstützung oder wünschst dir noch mehr Informationen, dann kann ich dir auf jeden Fall meine Facebook-Gruppe ans Herz legen.

In meiner Facebook-Gruppe hast du die Möglichkeit, immer an neue Informationen, Studien und auch Kurse zu kommen, deine Frage einzureichen und so deinen Weg in Richtung Gesundheit noch schneller und leichter zu erreichen.

Des Weiteren gebe ich sehr regelmäßig Live-Videos, halte dich über Neuerungen auf dem Laufenden und erkläre Zusammenhänge.

Wir gehen hier nicht nur Hashimoto-Themen der Betroffenen an, sondern nehmen auch die Angehörigen mit ins Boot. Denn sie sind es, die uns unterstützen können und die ebenfalls wissen sollten, was Hashimoto ist.

Du nutzt kein Facebook? Kein Problem, alle wichtigen Neuerungen und Termine bekommst du auch, wenn du dich im Newsletter auf meiner Webseite eingetragen hast.

Unsere Facebook-Gruppe findest du unter:

„Hashimoto – Leben in Balance"

Hashimoto – Leben in Balance
https://www.facebook.com/groups/balance.trotz.hashimoto

Nachwort

Ich habe dieses Buch viele, viele Male umgeschrieben, gestrichen, erweitert. Es soll so einfach wie möglich sein, aber doch so umfassend, dass man es gut umsetzen kann. Vielleicht hast du einiges schon fleißig umgesetzt oder wolltest zuerst das ganze Buch lesen, um schlussendlich mit der Umsetzung zu beginnen. Beides ist gut und richtig.

Finde für dich das richtige Tempo zur Umsetzung bzw. die ersten wichtigen Schritte. Bitte bedenke immer auf deinem Weg, dass ein Heilweg kein linearer Weg ist, es gibt immer wieder Ups und Downs. Aber die Tiefen werden nicht mehr so tief sein und die Höhen werden höher. Schlussendlich gehen die Tiefen viel schneller vorbei, bis sie in deinem Leben immer weniger eine Rolle spielen. Etwas, das ich dir unbedingt noch mitgeben möchte: Es gibt nie ein Richtig oder Falsch. Auch wenn dieser Weg für Tausende von Betroffenen funktioniert hat, reflektiere und überprüfe immer, ob er auch für dich funktioniert. Jeder von uns hat einen anderen Lebensweg hinter sich, einen anderen Alltag, einen anderen Gesundheitszustand und ein unterschiedliches Stresslevel. Probiere die Sachen aus und schaue immer, wie es dir dabei geht. Überhaupt solltest du deinen Fokus nicht verlieren und immer im Blick behalten, wann dein Körper dir zeigt, dass etwas nicht stimmt. Dann liegt es an dir, wieder nachzukorrigieren.

Danke!

Ich möchte mich bei dir bedanken, für deine Unterstützung, indem du dir das Buch gekauft hast. Vielleicht warst du auch eine der Frauen, die mir täglich in den Ohren lagen, dass ich irgendwann dieses Buch schreiben sollte. Ich hatte zwar immer mal wieder überlegt, ein Buch zu schreiben, doch schlussendlich habe ich es getan, um zu helfen, weil so viele Frauen danach gefragt haben und es mir sehr viel Spaß gemacht hat.

Mein Dank gilt auch allen, die mich bei diesem Buch unterstützt haben. Danke noch mal an:

Jannine Wilhelm
Kumi (Knut Junker)
Verena Peters
Kia Kahawa und My.

Darüber hinaus danke ich meinem Team für die Unterstützung in diesem Projekt und dafür, dass es mir den Rücken freihält und Inspirationen einbringt.

Haftungsausschluss

Die Umsetzung aller enthaltenen Informationen, Anleitungen und Strategien dieses Buchs erfolgt auf eigenes Risiko. Für etwaige Schäden jeglicher Art kann die Autorin aus keinem Rechtsgrund eine Haftung übernehmen. Für Schäden materieller oder ideeller Art, die durch die Nutzung oder Nichtnutzung der Informationen bzw. durch die Nutzung fehlerhafter und/oder unvollständiger Informationen verursacht wurden, sind Haftungsansprüche gegen die Autorin grundsätzlich ausgeschlossen. Ausgeschlossen sind daher auch jegliche Rechts- und Schadensersatzansprüche. Dieses Werk wurde mit größter Sorgfalt nach bestem Wissen und Gewissen erarbeitet und niedergeschrieben. Für die Aktualität, Vollständigkeit und Qualität der Informationen übernimmt die Autorin jedoch keinerlei Gewähr. Auch können Druckfehler und Falschinformationen nicht vollständig ausgeschlossen werden. Für fehlerhafte Angaben von der Autorin kann keine juristische Verantwortung sowie Haftung in irgendeiner Form übernommen werden.

Medizinischer Haftungsausschluss

Die hier präsentierten Informationen stellen keinen Ersatz für eine professionelle ärztliche Beratung, Diagnose oder Behandlung dar. Sämtliche Inhalte, einschließlich Texte, Grafiken, Bilder und Informationen dienen ausschließlich dem Zwecke der allgemeinen Information. Wir empfehlen, alle Informationen von einem Arzt überprüfen zu lassen. Missachte niemals professionelle medizinische Beratung bzw. den Rat deines Arztes aufgrund der hier zur Verfügung gestellten Informationen.

Urheberrecht

Impressum

2. Auflage © Anja Hecht 2020

ISBN: 978-3-00-067740-3

Kontakt: Anja Hecht, Hecht Consulting LLP, Horseshow Way 1103-11871, Richmond V7A 5H5, Kanada

Über die Autorin

Ich bin Anja Hecht, geboren 1984 in Oranienburg und selbst von Hashimoto betroffen.

Seit 2017 reisen wir zu fünft als Familie, durch die Welt und genauso wie ich es damals mit dem Thema Hashimoto angegangen bin, machen wir es jetzt mit unserem Lebensstil anders.

Wir leben, lernen, reisen, entdecken, erfahren und bereichern oft andere Menschen mit unserer Lebensweise.

Seit mehr als 3 Jahren betreue ich als internationaler Gesundheitscoach und Autorin Frauen und Kinder mit Hashimoto.

Doch was macht einen zum Experten von Hashimoto?

Selber den Weg gemacht zu haben? Viele Ausbildungen in diesem Bereich? Gesund zu sein?

All das ist bei mir der Fall. Ich habe Hashimoto selber in den Griff bekommen, habe diverse Aus- und Weiterbildungen gemacht und bin stetig dabei, mein Wissen in dem Bereich der ganzheitlichen Schilddrüsengesundheit zu erweitern – mit dem klaren Ziel, noch bessere Ergebnisse zu erreichen und noch mehr Lebensfreude zurückzugeben.

Hashimoto spielt keine Rolle mehr in meinem Leben, außer im beruflichen, und meine Passion ist es geworden, überall auf dieser Welt das beste Wissen zum Thema Schilddrüse zu finden, um Menschen wirklich effektiv helfen zu können.